DE

L'OBSTRUCTION ARTÉRIELLE

CONSÉCUTIVE AUX TRAUMATISMES

PAR

HIPPOLYTE CHAVANIS

Docteur en médecine de la Faculté de Lyon,
Ancien interne des Hôpitaux de cette ville,
Membre adjoint de la Société des sciences médicales de Lyon.

LYON
ASSOCIATION TYPOGRAPHIQUE
C. RIOTOR, rue de la Barre, 12.

1878

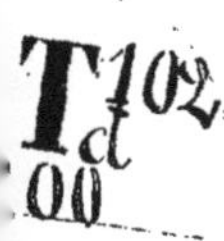

DE

L'OBSTRUCTION ARTÉRIELLE

CONSÉCUTIVE AUX TRAUMATISMES

DE

L'OBSTRUCTION ARTÉRIELLE

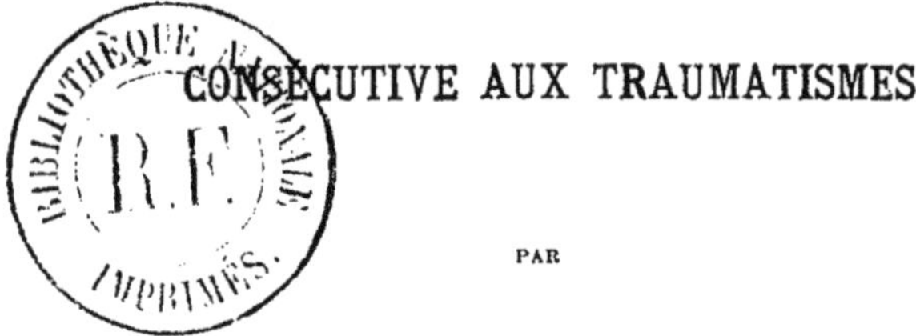

CONSÉCUTIVE AUX TRAUMATISMES

PAR

Hippolyte CHAVANIS

Docteur en médecine de la Faculté de Lyon,
Ancien interne des Hôpitaux de cette ville,
Membre adjoint de la Société des sciences médicales de Lyon.

LYON
ASSOCIATION TYPOGRAPHIQUE
C. Riotor, rue de la Barre, 12.

1878

DE

L'OBSTRUCTION ARTÉRIELLE

CONSÉCUTIVE AUX TRAUMATISMES.

PRÉLIMINAIRES.

C'est avec une profonde émotion que nous venons, le premier, devant cette Faculté naissante, à la tête de laquelle se trouvent des hommes si distingués, soutenir notre thèse inaugurale, et c'est avec respect que nous présentons ce travail qui doit ouvrir la liste de ceux qui nous suivront. Il ne répondra que fort peu à l'honneur qui nous est fait, mais nous comptons sur la bienveillance de nos juges en cette circonstance solennelle.

Il n'y a pas longtemps que, dans un service de chirurgie de l'Hôtel-Dieu de Lyon, nous étions témoin d'un fait assez rare : c'était un jeune homme qui, à la suite d'un traumatisme, présenta une gangrène reconnaissant pour cause une obstruction artérielle. Ce fait nous inspira l'idée de notre thèse. Nous avons recueilli toutes les observations de ce genre que nous

2

avons pu trouver dans la science; nous en avons ajouté quelques-unes inédites que nous devons à l'obligeance de M. le professeur Ollier, de M. Bard et de M. le docteur Chandelux, chef du laboratoire d'histologie.

C'est le manque de travail synthétique sur ce point, c'est aussi l'intérêt qui s'y rattache, qui nous a encouragé à choisir ce sujet pour notre thèse inaugurale.

Exposer les modes et les effets de l'obstruction artérielle dans les traumatismes : tel est notre but, et voici la marche que nous suivrons :

Dans la première partie, nous passerons en revue l'historique de la question.

Dans la seconde, nous présenterons le résumé de toutes les observations publiées sur ce sujet, et nous en apporterons plusieurs, recueillies dans les divers services de Lyon.

Dans la troisième, nous étudierons le mécanisme de l'obstruction artérielle, et en dernier lieu, nous parlerons de ses effets.

Pour être complet dans un pareil sujet, nous devrions nous étendre longuement sur l'artérite, mais cela nous entraînerait trop loin; nous n'en dirons que ce qui est nécessaire à la clarté de notre sujet. Nous aurons plus spécialement en vue la déchirure des tuniques interne et moyenne des artères.

Ce travail sur l'obstruction artérielle, consécutive aux traumatismes, ne donnera que des notions bien incomplètes sur la question, nous en sommes convaincu plus que personne, mais toute imparfaite que soit cette esquisse, nous espérons que l'on nous saura gré d'avoir attiré l'attention des chirurgiens sur ce point.

Avant d'entrer en matière, qu'il nous soit permis de témoigner ici notre vive gratitude à M. le professeur Ollier et à notre ami le docteur Chandelux qui, après nous avoir inspiré l'idée de ce travail, nous a fourni avec son obligeance habituelle une partie de nos matériaux, et nous a dirigé dans le chemin que nous avons suivi. Que M. Bard, notre collègue à l'Internat, accepte aussi nos remercîments pour l'abandon généreux d'un mémoire important qu'il allait publier.

PREMIÈRE PARTIE.

HISTORIQUE.

Les traumatismes produisent sur les vaisseaux artériels des désordres très-variés : la rupture complète des artères et les anévrysmes traumatiques sont les cas de beaucoup les plus ordinaires. Une lésion que l'on rencontre fort rarement, s'il faut en croire la Société de chirurgie de Paris, c'est l'obstruction artérielle, par déchirure des tuniques internes, lésion dont nous allons tracer rapidement l'historique.

Il faut remonter en 1815, pour trouver dans la science une observation qui se rapporte à ce genre de lésion. A cette époque le professeur John Tomson publia dans l'excellent ouvrage du docteur Hodgson le premier cas dans lequel « l'arrêt soudain de la pulsation dans une artère, pendant la vie, fut rapporté, à la suite de l'autopsie, à une obstruction du tube artériel, par suite de la rupture spontanée de la tunique interne » (1).

Quelques années plus tard, le professeur Turner lut à la Société médico-chirurgicale d'Edimbourg un travail magistral sur ce sujet : *On the sudden spontaneous obstruction of the canal of the larger arteries of body;* travail dans lequel il

(1) Hodgson, *Traité des maladies des artères et des veines*. (Traduit par G. Breschet).

rapporte deux cas d'oblitération artérielle par déchirure de la tunique interne de l'artère (1).

Chez nous la première trace de cette lésion se trouve dans le dictionnaire de médecine de 1833, à l'article *Artères*. Bérard reconnaît que les traumatismes des artères par excès de distension, que les contusions, si le vaisseau est déjà calcaire, peuvent causer soit l'anévrysme, soit l'oblitération définitive de leur calibre. En examinant ensuite les divers moyens par lesquels une artère peut s'oblitérer, il admet que la tunique interne, une fois rompue, se rebrousse à l'intérieur du vaisseau, et forme une digue incomplète sur laquelle le sang se coagule. Bérard a emprunté en partie au mémoire de Turner les quelques lignes qu'il a écrites sur ce sujet.

Quand les élèves de Dupuytren écrivaient les leçons du maître, ils ignoraient absolument les faits de Turner, et ils ne parlent pas de cette complication dans les traumatismes. La même année (1839) Velpeau (2) raconte qu'un homme, ayant reçu un coup de pied à la cuisse, eut une gangrène par oblitération de l'artère fémorale, et pour laquelle il fut amputé. Un autre jeune homme fut pris de gangrène par suite d'une contusion de l'artère crurale. L'auteur ne dit pas quelles étaient les lésions des artères, il dit seulement qu'elles étaient oblitérées. Velpeau ignorait alors, comme Dupuytren, le mémoire de Turner; car il ajoute : « Je ne connais pas de faits analogues, et ils doivent intéresser les médecins légistes. »

A cette époque l'artérite jouait un grand rôle dans la pathologie, et toute obstruction artérielle était rapportée à la rupture complète du vaisseau, à l'anévrysme, ou à l'inflammation

(1) Turner, *Edinburgh medico-chir. Society's transactions* (p. 308), 1829

(2) Velpeau, *Traité de médecine opératoire* (vol. 11, p. 313).

de l'artère. Il faut dire aussi que les idées erronées que l'on professait sur l'artérite étaient de nature à expliquer toutes les oblitérations rapides ou tardives des artères. Quelques rares médecins avaient entrevu la possibilité de la rupture isolée de la tunique interne des artères, suivie d'obstruction, mais le plus grand nombre l'ignorait.

Ce n'est qu'à partir de 1847 que les classiques parlent de la lésion qui nous occupe, et comme ils n'ont pas de nouvelles observations à ajouter à celles de Turner, ils renvoient tous à l'étude de ce mémoire unique sur la question. Quant à Nélaton, il a vu bien souvent dans la réduction des luxations des déchirures artérielles se produire et des anévrysmes en être la conséquence; mais le professeur Bérard, dit-il (1), a observé, à la suite d'une luxation sous-coracoïdienne, la déchirure des deux tuniques internes de l'artère axillaire sur toute sa circonférence; la tunique celluleuse s'était allongée comme un tube de verre effilé à la lampe. Cette lésion fut suivie d'une oblitération du vaisseau, de la gangrène de plusieurs doigts, et enfin de la mort du malade.

Dans son *Traité des luxations*, Malgaigne (2) consacre un chapitre particulier à l'étude des complications vasculaires dans les fractures et les luxations : ces complications sont fort rares, dit-il; plus rares encore sont les cas analogues à ceux de Turner et à celui de Bérard, dans lesquels, pour être moins apparentes, les lésions artérielles n'en sont pas moins funestes.

Pendant la dernière guerre de 1870, M. Gosselin (3) a été à même d'observer deux cas fort remarquables d'obstruction artérielle. A la suite de plaies par armes à feu dans le voisi-

(1) Nélaton, *Pathologie chirurgicale* (t. II, page 368).
(2) Malgaigne, *Traité des luxations*, p. 197.
(3) Gosselin, *Clinique chirurgicale* (31e leçon).

nage de l'humérale, il y eut oblitération de cette artère, mais la nature prévint la gangrène du membre par une circulation collatérale. L'auteur se demande s'il n'y avait pas eu là une déchirure des tuniques internes de l'artère par le fait de la contusion. Nous reviendrons ailleurs sur les idées de M. le professeur de la Charité.

L'étude la plus complète des oblitérations artérielles a été écrite par Simpson (1), dans ses *Cliniques de gynécologie;* cette étude est déjà ancienne; il l'avait lue à la Société médico-chirurgicale d'Edimbourg, en 1854. Il est même remarquable que les seuls travaux importants qui se rapportent à cette question aient été faits dans le même pays, et lus devant la même Société.

Avant de clore la liste des auteurs qui ont écrit sur ce sujet, citons encore l'excellent mémoire de Nepveu.

Enfin, au moment où nous écrivions nos premières pensées sur les oblitérations artérielles, le docteur Bimbenet soutenait devant la Faculté de Paris une thèse sur la rupture incomplète des artères. Quoique notre travail ressemblât par plus d'un côté à celui de M. Bimbenet, nous avons néanmoins tenu à le présenter devant cette Faculté, parce que nous apportons, pour notre part, des observations assez importantes et assez nombreuses qui pourront éclairer un sujet qui en compte si peu.

(1) James et Simpson, *Observations sur l'artérite et les obstructions artérielles dans l'état puerpéral.*

DEUXIÈME PARTIE.

OBSERVATIONS.

Observation I. — *Contusion de la jambe. Déchirure des tuniques interne et moyenne de l'artère. Gangrène.* (Recueillie par le docteur Chandelux). Inédite.

Le 19 juillet 1877, on apporte à l'Hôtel-Dieu de Lyon un homme, de cinquante ans environ, trouvé étendu sans connaissance dans les terrains vagues de la Guillotière. Il a été impossible d'obtenir aucun renseignement, soit sur son état civil, soit sur les causes de l'affection dont il est atteint.

Ce qui frappe tout d'abord, outre le délire dont il est affecté, c'est un état de dyspnée extrême ; la face est congestionnée, vultueuse, les ailes du nez sont dilatées, et le nombre des respirations atteint le chiffre de 45 à 48 par minute. Les battements du cœur sont rapides, faibles, mais réguliers ; l'adynamie est extrême. Le malade reste dans le décubitus dorsal, et tout en lui indique une fin prochaine.

En l'examinant, nous notons d'abord qu'il n'exhale pas d'odeur alcoolique. La langue est intacte, et n'offre aucune morsure ; du côté des membres, pas de paralysie. L'inspection du corps ne révèle aucun traumatisme important ni à la tête, ni sur le tronc ; seules, les jambes offrent des désordres sur lesquels il est utile de s'arrêter. Les deux membres inférieurs nous montrent, en effet, quelques excoriations très-superficielles, plus nombreuses et plus accusées à gauche, mais sans qu'on aperçoive nulle part des taches ecchymotiques des téguments. De plus, le membre inférieur gauche est considérablement tuméfié et, à la place de la coloration normale, il revêt une lividité assez accusée, et d'autant plus qu'on s'approche davantage des orteils. La main, appliquée sur le membre, fait constater un très-notable abaissement de la température, et si l'on vient à pincer ou à piquer les téguments de ce côté, la figure du malade ne révèle par aucun signe que ce contact est senti. Intégrité des os des membres ; rien aux articulations. Pas de crépitation gazeuse dans ces membres. Point de battements dans la tibiale postérieure ; à la partie supérieure de la fémorale, dans l'espace de deux travers de doigt, au-dessous de l'arcade crurale, pulsations violentes, bondissantes, cessant au-dessous de cette limite. A l'auscultation, les battements du cœur sont mal frappés, tumultueux, difficiles à bien isoler; cependant, il n'y a pas le moindre bruit de souffle. Rien aux poumons. Pas de contractures; pas de phénomènes inflammatoires. Pupilles normales. — T. 36°,6.

Par la chaleur et par l'acide nitrique, les urines, qui sont rares et concentrées, donnent un nuage albumineux très-apparent.

En raison de l'adynamie profonde du malade, on administre des toniques sous toutes les formes, et on entoure de sachets de sable chaud le membre qui est en voie de mortification.

Dans la journée, les symptômes de mortification, de dépression et de dyspnée allèrent en augmentant d'heure en heure, et le malade mourut dans la soirée, sans avoir un seul moment repris connaissance.

Autopsie, 36 *heures après la mort.* — État de putréfaction du corps assez avancé : sugillations, distension par les gaz des cavités splanchniques et infiltration gazeuze des tissus.

Les reins, assez volumineux, présentent à la superficie des lésions intéressantes : on trouve, en effet, sur le rein gauche, près de son extrémité inférieure, deux dépressions de 0,01 c.m.c. environ, d'aspect chagriné, de coloration grisâtre. A la coupe, ces dépressions constituent la base d'un cône, dont le sommet est dirigé vers le hile du rein, et nous leur trouvons tous les caractères des infarctus anciens. Tout autour de ce cône dégénéré : congestion très-nette, formant un liseré de deux mm. environ de largeur. Sur le rein droit, on trouve également un infarctus analogue. Il a été impossible, malgré les recherches minutieuses, de découvrir le tronc artériel, dont l'oblitération avait été cause de ces désordres. Les autres organes abdominaux n'ont pas de lésion appréciable à l'œil nu.

Le cerveau n'offre rien d'anormal.

Les poumons sont congestionnés, surtout à la partie déclive, crépitent sous le doigt, et n'ont pas trace d'inflammation.

Malgré ces infarctus et contre toute attente, le cœur n'est point hypertrophié, tous les orifices sont absolument sains, et les valvules fonctionnent parfaitement. Il est juste de dire que la crosse de l'aorte montre quelques légères plaques athéromateuses.

En disséquant le membre gangrené, on aperçoit, au niveau de la partie externe et supérieure de la jambe, que le tissu cellulaire souscutané est le siége d'une légère infiltration ecchymotique. Au-dessous de l'aponévrose, dans le tissu cellulaire intermusculaire, aussi bien que dans l'épaisseur du tissu musculaire lui-même, le sang est infiltré en quantité très-notable. Cette infiltration sanguine, qui occupe le tiers supérieur de la partie postérieure de la jambe, n'a point amené une désorganisation des muscles qui restent avec leur formes, mais sont très-augmentés de volume.

Du côté des vaisseaux, on voit que les artères péronière et tibiale postérieure (qui est ici moins grosse que la péronière), constituent des cordons noirâtres, résistant sous le doigt ; cette induration se continue jusqu'au tiers inférieur de la jambe. Enfin, en remontant, nous trouvons que la coagulation sanguine se poursuit dans la poplitée et dans la fémorale jusqu'à l'arcade de Fallope, où elle cesse brusquement.

Dissection des artères oblitérées. — Les artères du membres inférieur gauche, étalées sur une plaque de liége, montrent les détails suivants : un caillot, obturant complètement la lumière des vaisseaux, s'étend depuis la fémorale profonde jusqu'au tronc tibio-péronier; l'artère péronière même est oblitérée dans une hauteur de 3 à 4 centimètres. L'extrémité inférieure du caillot est libre dans la péronière, dans une longueur de 2 centimètres, il se termine en s'effilant. L'extrémité supérieure de ce caillot offre une extrémité plus obtuse, irrégulière, en houppe, libre également ; ce caillot arrive à la fémorale profonde. Il remplit complètement les artères, et il n'adhère nulle part à leurs parois, si ce n'est en un point, au niveau de la naissance de la péronière. Nous y reviendrons. Il a une couleur chocolat extérieurement, le centre est un peu plus foncé ; la phériphérie s'enlève par feuillets, par bandes, tandis que le centre est grenu et se délite facilement. Ce caillot se prolonge dans toutes les artérioles, qui naissent des artères oblitérées; la tibiale antérieure elle-même est oblitérée dans une étendue de 2 centimètres. La tibiale postérieure ne contient pas de caillot. Nous avons dit que la péronière était oblitérée dans une étendue de 4 centimètres.

Les parois artérielles ne sont pas athéromateuses, et elles sont absolument saines dans toute leur étendue, sauf en un point, là où le caillot est adhérent. La tunique moyenne et la tunique interne sont déchirées circulairement, tandis que l'externe est conservée. Elles ont été comme coupées ; il y a très-peu de rétraction des lambeaux, et il n'y a pas de recroquevillement des membranes internes. Le caillot en ce point adhère intimement à la tunique externe.

Rien dans les veines, ni dans les nerfs.

A l'examen microscopique, l'artère, qui contenait le caillot, ne présente aucune trace d'inflammation, récente ou ancienne.

Ce malade porte évidemment sur sa jambe les traces d'une contusion récente, (comme un coup de bâton) ; l'ecchymose du tissu cellulaire et des muscles du mollet l'atteste suffisamment pour qu'il soit inutile d'y insister. Ce qu'il y a encore de remarquable dans cette observation, c'est la présence de l'albumine en notable proportion dans les urines.

Observation II. — *Déchirure des tuniques internes de l'artère poplitée.* (Recueillie par M. Chandelux). Inédite.

Le 14 février 1872, on apporte dans le service du professeur Richet un homme qui vient d'être renversé par un omnibus ; les roues de la voiture lui ont passé sur les deux jambes. A la jambe droite, l'examen révèle une fracture du tiers supérieur du tibia et du péronée au même niveau. Sur le membre inférieur gauche, voici ce que l'on constate : la roue a passé au-dessous de l'articulation du genou et a produit, avec des ecchymoses multiples, un grand épanchement sanguin, qui remonte jusqu'au canal de Hunter. Rien n'annonçant une fracture, on espère n'avoir qu'une contusion un peu violente, il est vrai.

Dès son entrée, on pose un bandage compressif s'étendant depuis l'extrémité du membre jusqu'au milieu de la cuisse.

Le lendemain, à la visite, le pied étant froid, on desserre le bandage. Le 16, on l'enlève complètement : le membre n'est ni augmenté, ni diminué de volume, d'une coloration asphyxique ; aucun battement artériel au-dessous de l'artère poplitée ; insensibilité absolue de la jambe ; une piqûre de la peau ne donne issue à aucun liquide.

Le 19 février, les orteils bleuissent et commencent à se gangrener. Le malade peut encore soulever sa jambe, mais le pied et les orteils ne peuvent faire aucun mouvement sur la jambe.

Un érysipèle gangréneux envahit bientôt les deux membres inférieurs, et le malade succombe le 22 février.

Autopsie. — A droite, on trouve les fractures du tibia et du péronée, que l'on avait diagnostiquées. A gauche, on constate un épanchement sanguin considérable dans le creux poplité, une déchirure des jumeaux et des muscles de la région externe de la jambe. Le nerf sciatique et ses branches terminales paraissent intactes. Les muscles de la cuisse sont également triturés à leur partie inférieure.

La veine poplitée est aplatie, diminuée de volume, et offre un caillot qui l'oblitère complètement.

L'artère poplitée, dans une étendue de deux centimètres environ, est comme froissée par les mors d'une pince. La tunique externe a pourtant résisté, tandis que les deux tuniques internes ont été déchirées, et leurs extrémités, en se rétractant, ont formé un bouchon qui oblitère la lumière de l'artère. On trouve deux caillots, l'un au-dessous, l'autre au-dessus de la déchirure. Les os et l'articulation du genou n'offrent pas de lésion.

Observation III. — *Oblitération de l'artère humérale, dans une fracture de l'extrémité inférieure de l'humérus.* (Recueillie par M. Bard, interne des hôpitaux). Inédite.

Jean Dumoulin, âgé de 18 ans, entre le 18 mai 1877 au n° 7 de la salle Saint-Louis (service de M. Fochier).

Le 9 mai, il fit une chute sur le coude droit, d'une hauteur de 3 mètres environ. Il a été impossible de préciser la position du membre au moment de l'accident. Le médecin, appelé peu après, constata une fracture de l'extrémité inférieure de l'humérus, l'absence du pouls radial et cubital, et une diminution notable de la sensibilité du bras.

Dès le lendemain, la perte de la sensibilité fut complète, et la température du bras malade baissa progressivement jusqu'au 13, époque à laquelle débute une gangrène sèche des extrémités digitales.

L'état général, jusque-là satisfaisant, s'aggravait, et la température s'élevait à 40°, chiffre auquel elle s'est maintenue, matin et soir, sans grandes oscillations, jusqu'au jour de son entrée. L'amputation, proposée par M. le docteur Molard, avait été refusée par le malade.

Le jour de son entrée, le bras droit présente une tuméfaction générale, dépassant le coude à la partie supérieure; la première phalange de tous les doigts, noire et atrophiée, est le siége d'une gangrène sèche caractéristique. L'épiderme commence à se détacher sur quelques points et à être soulevé par une sérosité roussâtre. La sensibilité tactile n'est complètement éteinte que dans la main, et là, aucun liquide ne s'écoule à la piqûre. Quelques centimètres au-dessus du coude la teinte gangréneuse de la peau fait place peu à peu à la teinte jaunâtre de l'ecchymose, sans qu'on puisse préciser la limite des lésions. Une traînée rouge, présentant l'apparence d'une phlébite, chemine sur le bord antéro-interne du bras jusqu'à l'épaule.

État général très-affaibli, un peu comateux. Cependant, douleurs peu vives, pas de fétidité.

L'amputation est immédiatement pratiquée par la méthode circulaire; la section de l'humérus porte au niveau de l'insertion deltoïdienne. Le tissu cellulaire présente un aspect jaunâtre dû à l'épanchement sanguin, qu'on retrouve plus noir dans l'épaisseur de quelques faisceaux musculaires.

La température s'élève à 39° et 40° le soir et le lendemain; mais dès le troisième jour, après une diarrhée et une diaphorèse abondante, elle tombe à 37°,8, pour osciller ensuite autour de 38 degrés. L'état général se rétablit promptement; jamais ni frisson, ni délire.

La réunion de la peau n'a lieu par première intention que sur une petite étendue; quelques parties musculaires sphacélées sont éliminées. La suppuration est presque insensible dès le quatrième jour, et le malade quitte l'hôpital douze jours après son entrée, avec une plaie superficielle. Le trajet du drain placé pendant l'opération est à peu près oblitéré.

Examen du membre amputé.—Au milieu d'un épanchement sanguin abondant au pli du coude, on trouve les veines humérales déchirées, mais le nerf médian, quoique supporté par un périnèvre assez vascularisé, ne paraît pas atteint macroscopiquement. L'artère humérale ne présente aucune lésion de sa tunique externe; on remarque cependant que le calibre de l'artère diminue considérablement au niveau d'un point, qui paraît noueux, dur au toucher, et qui est situé à deux centimètres au-dessus de la bifurcation de l'artère. Incisée suivant sa longueur, on ne trouve aucun caillot au point indiqué; mais la lumière du vaisseau est complètement oblitérée par un cul-de-sac, formé par les tuniques interne et moyenne rompues et rétractées. L'absence du caillot est expliquée par la présence d'une collatérale siégeant à ce niveau, collatérale qui paraît être une des articulaires. Le bout inférieur des tuniques divisées est rétracté beaucoup moins régulièrement, de deux ou trois millimètres à peine au-dessous du bout supérieur.

L'avant-bras présente des muscles décolorés et tous les degrés de la gangrène. L'humérus présente une fracture transversale portant sur la lame osseuse mince qui forme le fond de la cavité olécrânienne, immédiatement au-dessus des surfaces articulaires. En dedans, la ligne de fracture est continuée par une surface quadrangulaire, légèrement oblique en haut et en arrière, qui détache l'épitrochlée. En dehors, une fracture verticale antéro-postérieure, légèrement oblique en dehors et en arrière, détache l'épicondyle, suivant une surface parallèle à l'axe de l'os. Ni esquilles, ni fissures. Toutes ces fractures sont complètes et ne présentent aucun travail de réparation. Le périoste décollé et déchiré, sur trois ou quatre centimètres en hauteur, sur les faces postérieure et antérieure de l'humérus, adhère encore à ses bords latéraux.

Le fragment supérieur est déplacé en bas et en avant, favorisé par l'obliquité de la fracture dans sa partie interne.

D'ailleurs aucune lésion des téguments au début; une petite plaie se produit cependant à la partie interne, pendant le transport du malade à l'hôpital.

Pas d'inflammation dans l'articulation.

Observation IV. — *Fracture du fémur droit. Vaste épanchement sanguin. Oblitération artérielle. Gangrène.* (Thèse du docteur Poncet).

Pierre Eymin, âgé de 51 ans, exerçant la profession de voiturier, est entré le 6 septembre 1873, à l'Hôtel-Dieu (salle Saint-Sacerdos, service de M. le professeur Ollier).

Cet homme, conduisant un camion, fut renversé de son siége, et la roue du devant de la voiture, chargée d'un poids de 3,000 kilog., passa sur sa cuisse droite. A son entrée à l'hôpital, on constate une fracture de cuisse, à la partie inférieure, au-dessus des condyles.

Le fragment supérieur, taillé très-obliquement en bec de flûte, fait saillie sous la peau à la partie antéro-externe de la cuisse.

Épanchement sanguin considérable depuis l'aine jusqu'au genou et même en avant de la rotule. La peau de toute la région est tendue, elle offre une teinte ardoisée qui s'étend en bas jusqu'à la partie moyenne du mollet. Le bras droit du malade a, de plus, éprouvé une violente contusion; la peau du bras et de l'avant-bras présente, surtout à sa face antérieure, une teinte ecchymotique.

On applique autour du membre fracturé des couches épaisses de coton et quatre attelles de carton, puis on maintient le tout, sans compression, par quelques tours de bande. Le malade est en outre placé dans une gouttière Bonnet.

Dans la soirée du 6 septembre, le malade se plaignant de violentes douleurs, M. Ollier fit enlever l'appareil; il trouva le pied froid et insensible, et jugea l'amputation impraticable, vu l'énorme épanchement sanguin de tout le membre. Deux jours après, la teinte violacée du pied se prononçait de plus en plus, et le refroidissement remontait jusqu'au genou. A la teinte noirâtre de l'ecchymose fémorale avait succédé une coloration ardoisée, bleu foncé en certains points; la peau du bras et de l'avant-bras d'un noir bleuâtre, offre çà et là des plaques tirant sur le jaune.

A la date du 12 septembre, on note un léger ictère, qui s'accuse de plus en plus à la face et aux conjonctives.

Le 14, la gangrène fait des progrès, on entoure le membre de sciure de bois, imprégnée d'une solution phéniquée.

Le 17, la tuméfaction de la cuisse a un peu diminué; mais le fragment osseux a perforé la peau.

Le 22, la gangrène est limitée, elle remonte jusqu'à six centimètres au-dessous du genou; la zone, qui sépare les parties vivantes des parties mortifiées, est très-sensible à la pression.

Le 26, fusées purulentes à la cuisse; passage de deux drains. Teinte violacée et verdâtre de la peau ecchymosée.

Le 30, l'ictère hématique est en voie de décroissance.

Le 1er octobre, le malade est abattu, somnolent. Il succombe quatre jours après.

Autopsie 24 heures après la mort. — Le fragment supérieur fait hernie à travers la peau perforée, sur une longueur de 7 centimètres. La fracture siége à 0,06 au-dessus des condyles; la gaîne périostale est complètement déchirée. Pas de fracture intercondylienne communiquant avec l'articulation. Il existe une arthrite purulente du genou, produite par l'envahissement d'une collection purulente.

Pas de déchirure apparente de la poplitée : cette artère, qui était en quelque sorte à cheval sur le tranchant du fragment inférieur, n'a pas été comprimée contre les téguments ; car un caillot sur ce point indique qu'elle avait conservé son calibre, mais elle a subi quelques éraillures de sa tunique interne. Ces dernières sont devenues le point de départ du coagulum. Le caillot, qui a une étendue de 6 à 7 centimètres, n'est adhérent qu'au point où l'on observe les éraillures. Les artères sont athéromateuses.

A la partie externe de la cuisse, la peau a une teinte bleu violacée qui s'étend jusqu'au niveau de la crête iliaque ; çà et là des plaques plus ou moins étendues, jaune verdâtre, qui donnent à la peau de toute la cuisse une apparence marbrée.

La peau et les tissus sous-jacents sont disséqués avec soin, à partir du siége de la fracture. Dans les points où la peau est bleuâtre, le derme et le tissu cellulaire sous-cutané sont infiltrés de sang. Au-dessous de la peau, la couche sanguine, d'un noir foncé, analogue à du raisiné, mesure 15 à 18 millimètres d'épaisseur. Dans les gaines musculaires, extravasat sanguin mou, diffluent; imbibition de tous les organes de la région par la matière colorante du sang.

Observation V. — *Plaie contuse. Déchirure des deux tuniques internes de l'artère poplitée. Gangrène. Amputation. Mort.* (Inédite).

X..., âgé de 26 ans, était employé au chemin de fer de Lyon, lorsqu'en février 1873, au moment où il traversait la voie, il fut renversé et jeté de côté par un wagon que manœuvraient les autres employés de la gare. Apporté dans le service de M. le professeur Gayet (Hôtel-Dieu, salle Saint-Louis), il présentait dans la région poplitée une plaie contuse de 0,25 centimètres de longueur. Les téguments sont fortement contus et l'aponévrose apparaît blanche et nacrée au fond de la plaie, mais ne présente pas de déchirure. Les os sont intacts, on ne constate pas de fracture. Tout porte à croire que les parties profondes n'ont pas été gravement intéressées. Pas d'ecchymose étendue. Rien du côté de l'articulation du genou. La jambe et le pied n'offrent rien d'anormal.

On se contente de faire un pansement simple et d'immobiliser le membre dans une gouttière.

Le lendemain, le malade paraît aller bien ; il ne souffre pas trop de son membre inférieur ; la jambe n'a pas augmenté de volume, du reste on ne cherche pas à prolonger l'exploration.

Le surlendemain, à la visite, le malade se plaint d'avoir eu, la nuit, des douleurs violentes s'irradiant dans toute la jambe et le pied ; elles sont un peu calmées ce matin. Mais le membre est plus froid que celui du côté opposé, il est d'une pâleur extraordinaire ; une piqûre ne donne point issue à du sang, et l'on ne sent plus aucun battement dans les artères, au-dessous du jarret. La motilité y est déjà abolie.

Le troisième jour, les signes de la gangrène s'affirment de plus en plus, le membre devient complètement froid et insensible. Des plaques noires se montrent aux orteils, et la gangrène ne tarde pas à envahir toute la jambe.

Les jours suivants, on constate de la crépitation gazeuse qui remonte bientôt au-dessus du genou. Aggravation de l'état général du malade.

Le sixième jour, on pratique l'amputation de la cuisse à la partie moyenne, ce qui n'empêche pas le malheureux de succomber deux jours après.

Autopsie. — La dissection du membre fut soigneusement pratiquée par notre ami le docteur Chandelux, alors interne du service. Comme on l'avait diagnostiqué, les os du membre étaient intacts, mais l'on trouva les parties molles sous-aponévrotiques très-fortement contuses ; les muscles étaient broyés ; la veine poplitée cependant ne présentait aucune lésion appréciable. Quant à l'artère, elle avait conservé ses rapports habituels avec les autres parties; extérieurement elle paraissait saine, toutefois elle présentait dans le creux poplité, à sa partie moyenne, un point dur au toucher. A une coupe faite suivant sa longueur, on la trouva obturée par un caillot de quelques centimètres de hauteur. Les deux tuniques internes étaient nettement coupées sur toute la circonférence du vaisseau; la tunique externe avait résisté.

Observation VI. — *Fracture des os du genou avec pénétration de l'air entre les fragments et dans l'articulation. Oblitération de la poplitée par rupture de la tunique interne.* (Par M. Chuquet, interne de Paris). Recueillie dans le *Progrès médical*, 1877.

Le 26 février 1877, on apporte à l'hôpital de la Pitié (service de M. Verneuil), un cantonnier, B..., âgé de 65 ans, qui vient d'être renversé par un tramway. La roue a passé sur l'extrémité du genou gauche, qu'elle a fracassé. L'interne de garde fait un pansement à l'acide phénique. Aucune artère ne donnait et il n'existait qu'un suintement sanguin insignifiant. A cinq heures du soir, voici quel est l'état de la partie blessée : La jambe est fortement portée en dedans, la rotule est déviée dans le même sens. Deux grandes plaies existent, une à la face interne et postérieure du genou de 12 à 14 centimètres de longueur, l'autre à la partie externe et postérieure, bien moins étendue. Elles ont l'une et l'autre leurs bords fortement contus. Un liquide séro-sanguinolent, présentant à la surface des taches huileuses, suinte par la plaie interne. La jambe ramenée dans sa situation normale, donne la sensation d'une grosse crépitation se produisant dans les os. Il s'agit évidemment de fractures multiples avec ouverture du foyer et de l'articulation. La jambe présente une particularité qui ajoute encore à la gravité du pronostic; elle est d'une teinte blanc mat, absolument froide, malgré les tentatives faites pour la réchauffer; on ne sent de battements ni dans la pédieuse, ni dans l'artère tibiale postérieure. La sensibilité n'est pas entièrement abolie : le blessé sent encore les piqûres faites par une épingle. L'état général est d'ailleurs satisfaisant. Temp. Ax. 37°,4.

Le pouls est normal. L'intelligence est entière et le blessé donne lui-même des détails sur son accident. Il nous apprend qu'il a perdu connaissance au moment de la chute, mais qu'il est bientôt revenu à lui ; que quelques jours auparavant il a fait une chute semblable, dans laquelle il s'est fracturé une côte. La raison de ces malheurs si fréquents est facile à deviner : notre homme est un alcoolique, et fréquemment on le rencontrait travaillant sur la voie publique dans un état d'ébriété non douteux.

27 février. La nuit s'est passée sans accidents, l'état général est satisfaisant. T. 38°,6. La langue est seulement un peu sèche. L'état local, au contraire, laisse à désirer : la plaie n'a laissé écouler que de la sérosité teintée de sang, mais les bords ont mauvais aspect. Dans la partie supérieure, il s'est déjà développé une certaine quantité de gaz qui donne à la percussion le son de l'emphysème. Le pied semble s'être réchauffé un peu, mais il est loin d'avoir le degré de température de l'autre. La circulation ne s'est pas rétablie dans la pédieuse et dans la tibiale postérieure. La sensibilité, sans être abolie entièrement, est toujours très-obtuse. Les viscères paraissent sains. L'urine ne contient ni sucre ni albumine. L'amputation est décidée sur le champ par M. Verneuil ; elle est faite au tiers inférieur de la cuisse, après chloroformisation par le procédé circulaire. Pansement ouaté.

Le soir l'état de l'amputé paraît satisfaisant ; il ne souffre pas, il n'a pas saigné ; langue toujours sèche. T. 37°,4.

28 février. La ouate a été traversée par une grande quantité de liquide, qui répand une odeur fétide. La fièvre est peu considérable, 37°,6. — L'état général semble s'aggraver tout à coup ; la langue est dure, fendillée, les lèvres sont noirâtres et écailleuses, le ventre est météorisé, la respiration est rapide. De plus, tandis que le thermomètre est relativement bas, le pouls au contraire donne 130 à 140 pulsations.

1er mars. Au moment de la visite, le malade est à l'agonie.

Autopsie. — Le genou amputé présente des lésions multiples : l'articulation est ouverte en plusieurs endroits, très-largement à la partie interne. La partie postérieure du condyle interne du fémur est fracturée, repoussée en arrière, de façon à former un plan incliné en-dedans, sur lequel a glissé la rotule. L'extrémité interne du plateau du tibia est également fracturée ; il ne reste du fragment que les parcelles osseuses qui sont disséminées en partie dans l'articulation, tandis que d'autres restent adhérentes aux lambeaux du ligament latéral interne qui a été déchiré. Sur la face antérieure du fémur, au-dessus des condyles, il existe une éraillure superficielle de l'os, de la forme et de l'étendue d'une pièce de 20 sous. Le ligament latéral externe est intact.

L'artère poplitée, la veine et le nerf sont plongés dans du tissu cellulo-graisseux ecchymosé en deux points principalement, tout en haut du creux poplité, et au niveau de l'anneau du soléaire. Aucun des trois organes ne paraissait extérieurement avoir été fortement contus; la veine était absolument intacte, l'artère le paraissait également, aucune des nombreuses branches du creux poplité n'a été rompue. Séparée des parties molles voisines, l'artère nous présente l'aspect suivant : D'une manière générale elle est athéromateuse, son calibre est nettement dessiné, en un point qui correspond à la partie supérieure du creux poplité, les parois résistent au doigt qui veut les déprimer. En deux points on constate une coloration ecchymotique de l'artère, au milieu de sa portion poplitée, et au point où elle se divise en tibiale postérieure et tronc tibio-péronier. Si on comprime en ces différents points, on sent une résistance qui, ne peut être due qu'à l'existence des caillots dans la cavité. L'artère ouverte avec précaution, montre en effet, en ces deux points des caillots qui ont l'aspect suivant : au niveau du point supérieur, il existe un caillot blanchâtre, fibrineux, fortement adhérent à la paroi, de la longueur de 1 centimètre environ. A celui-ci fait suite un caillot d'un autre aspect, noirâtre, non adhérent, d'une longueur de 4 centimètres. Plus loin, à cheval sur la bifurcation artérielle et détaché sans nul doute du précédent, cruorique comme lui, de même âge et de même forme, existe un autre caillot, qui se prolonge mais peu en avant, dans la tibiale et le tronc tibio-péronier.

Quelle était la cause du caillot adhérent? En examinant la paroi artérielle à ce niveau, on voit que la tunique interne, probablement seule, a été rompue dans une étendue de 7 à 8 millimètres, formant une zone presque complète sur la paroi interne du vaisseau. Le lambeau n'est guère plus épais qu'une feuille de baudruche, et c'est ce qui fait dire que la tunique interne seule a été probablement déchirée. Il reste adhérent par son extrémité au reste de la tunique non lésée. Il était tout à fait insuffisant pour arrêter l'ondée sanguine, malgré son recroquevillement.

Observation VII. — *Rupture de la veine fémorale, contusion de l'artère fémorale* (par M. Bouveret, interne de Paris). Recueillie dans le *Progrès médical*, 1875.

Le 16 juin, on amena à l'hôpital des Enfants un enfant qui venait d'être mordu par un chien. Le blessé avait déjà perdu beaucoup de sang. Sur la cuisse gauche, il porte une quarantaine de morsures, plus ou moins profondes, mais pénétrant toutes jusqu'à l'aponévrose. A la partie supérieure et antérieure de la cuisse droite, existent deux plaies profondes, à bords déchirés, de 5 centimètres à peu près, et réunies par un pont de peau décollée ; ces deux plaies sont à peu près parallèles à l'arcade, l'une immédiatement, l'autre à 5 ou 6 centimètres au-dessous. L'hémorrhagie est arrêtée. Il est facile de constater que les plaies sont profondes ; les muscles sont atteints, déchirés ; de la plaie supérieure sort un lambeau volumineux d'un muscle qui doit être la partie supérieure du moyen adducteur. Après un premier pansement simple, l'hémorrhagie se reproduit ; le sang s'écoule d'une façon continue et en grande quantité, il est noirâtre. Il s'agit d'une hémorrhagie veineuse, et très-probablement une grosse veine est blessée. On place une ligature, sur un point d'où vient l'hémorrhagie. Celle-ci s'arrête tout à fait. Le blessé est très-affaibli par cette nouvelle hémorrhagie : refroidissement des extrémités, absence du pouls dans les artères poplitée et tibiale postérieure du côté droit, tandis que les pulsations sont encore appréciables du côté gauche. Quatre heures après la ligature faite dans la plaie, l'enfant mourait d'épuisement.

Autopsie. — Dissection des vaisseaux fémoraux. — La veine fémorale est complètement sectionnée au-dessous de l'arcade, les deux bouts rétractés ne sont plus réunis que par un mince lambeau des tuniques veineuses. Le bout inférieur porte la ligature, précisément au point où la saphène interne s'abouche dans la fémorale. C'est par cette section récente de la veine que s'échappait le sang.

L'artère fémorale est blessée à peu près au niveau de l'arcade, à 3 centimètres au-dessus de l'origine de la fémorale profonde. Intégrité complète de la tunique externe. La tunique interne et la tunique moyenne sont déchirées, coupées comme après la ligature, à peu près complètement. Une très-petite languette de tissu élastique réunit le bout supérieur au bout inférieur. Les tuniques divisées sont rebroussées sur l'axe du vaisseau. Immédiatement au-dessus de cette lésion, le sang s'est insinué dans les parois artérielles, a décollé la tunique externe jusqu'à l'origine de la fémorale profonde ; puis il s'est coagulé, formant ainsi un caillot intra-pariétal, cylindrique, et dont la pression concentrique contribue beaucoup à l'oblitération du bout inférieur. Il n'y a pas de caillot dans le bout supérieur ; ce fait est dû probablement à la présence, immédiatement au-dessus de la lésion, d'une collatérale volumineuse et perméable, la circonflexe iliaque.

Ainsi s'explique l'absence du pouls à la poplitée.

OBSERVATION VIII. — *Rupture des tuniques internes d'une artère par le fait d'une contusion.* (Recueillie dans le *Traité d'anatomie* de Tillaux.)

Le 3 mai 1875, un employé de la gare du Nord était adossé à un poteau, en même temps qu'il tenait ses chevaux par la bride; ceux-ci continuèrent d'avancer et le timon de la voiture atteignit l'homme au niveau de la fosse iliaque gauche.

Le blessé put marcher jusqu'à l'hôpital. Il éprouvait une vive douleur au point contusionné, mais la paroi abdominale ne présentait aucune ecchymose. Je ne portai pas mon attention sur l'état de la circulation dans le membre inférieur correspondant. Trois jours après, le gros orteil gauche prit une teinte noirâtre ; les battements de la fémorale n'existaient plus. La gangrène fit bientôt des progrès, il fallut pratiquer l'amputation de la cuisse, à laquelle le malade succomba le 20 mai.

A l'autopsie, je trouvai une lésion bien remarquable de l'artère iliaque primitive gauche; elle siégeait juste au niveau de sa bifurcation. L'iliaque primitive, l'iliaque interne et l'iliaque externe étaient transformées en un cordon noirâtre, arrondi, adhérent au tissu cellulaire voisin. Les veines étaient intactes. En ouvrant l'iliaque primitive, je trouvai une déchirure des tuniques interne et moyenne du vaisseau, qui, recroquevillées en haut et en bas, oblitéraient la lumière du vaisseau, ainsi que cela a lieu à la suite de la torsion. Entre les bouts écartés, la tunique externe était très-dilatée, et un caillot mou occupait cette dilatation.

Il n'existait aucune trace de lésion, ni sur la paroi abdominale, ni sur aucun point du tube intestinal.

OBSERVATION IX. — Résumée. (Due à M. Terrier.)

A la suite d'une violente contusion, un homme avait une luxation du genou en arrière, on la réduisit. Quelques jours après, survint la gangrène du pied, et il fallut amputer.

A l'autopsie du membre, nous trouvâmes une déchirure des deux tuniques internes de l'artère, la tunique externe étant intacte.

OBSERVATION X. — Résumée. (Due à M. Farabeuf.)

En 1866, M. Farabeuf présenta à la Société anatomique les pièces d'une fracture résultant d'un écrasement de la jambe. C'était une fracture en V. Le malade mourut sept jours après l'accident.

L'autopsie révéla une rupture incomplète de la tibiale postérieure, qui était fournie par la péronière. L'artère tibiale postérieure apparaît sur la pointe du fragment en V. Les deux tuniques internes étaient rompues ; l'externe seule n'était pas divisée.

OBSERVATION XI. — *Chute de cheval. Fracture du crâne. Rupture des tuniques internes de l'axillaire. Mort. Autopsie.* (Résumée.) (Due à Holmes).

Un homme de 54 ans fit une chute de cheval, et fut transporté sans connaissance à Saint-Georges-Hôpital. Deux heures après, Holmes constata l'absence du pouls dans le poignet gauche. Le malade, atteint d'une fracture du crâne, mourut quatre heures après l'accident.

En ouvrant l'artère axillaire, on vit que les deux tuniques internes avaient été rompues transversalement dans l'étendue d'un demi-pouce, et refoulées dans l'intérieur de la cavité du vaisseau, qui était oblitéré par un caillot.

OBSERVATION XII. — *Rupture des tuniques internes de l'humérale. Amputation.* (Rapportée par Cloquet.) Résumée.

Un individu eut le bras pris entre les roues d'une mécanique. Délabrements considérables. L'amputation fut immédiatement pratiquée. Le membre, soigneusement disséqué, révéla ce qui suit :

l'artère humérale avait été froissée et fortement comprimée; la tunique externe était cependant demeurée intacte; mais les tuniques internes, broyées et dilacérées, étaient réduites dans ce point en lambeaux qui flottaient dans la cavité artérielle, et avaient ainsi opposé au cours du sang un obstacle mécanique. Des caillots s'étaient formés sur ces lambeaux et avaient oblitéré l'artère. (*Gazette médicale* de 1836.)

Observation XIII. — *Luxation du tibia. Rupture des tuniques internes de la poplitée.* (Rapportée par Turner, 1829.) Résumée.

Kennedy, âgé de 24 ans, en sautant de 30 pieds de haut, se luxa le tibia en avant. L'articulation était largement ouverte. A la dissection du membre on trouva en un point un rétrécissement de l'artère poplitée, et à ce niveau une oblitération complète, due à des lambeaux des tuniques internes, qui, séparés de la tunique externe, étaient irrégulièrement ramassés dans le vaisseau. La tunique externe était intacte, sauf quelques légères ecchymoses. Veine et nerf poplités intacts.

Observation XIV. — *Rupture spontanée des deux tuniques internes de l'artère brachiale.* (Rapportée par Turner, 1829.) Résumée.

Un homme de 52 ans, en cherchant à porter sa main derrière le dos, ressentit tout à coup une douleur aiguë au pli du coude et une sensation d'engourdissement du membre. Le pouls disparut pendant plusieurs jours, pour reparaître quelques jours après, mais très-faiblement. Le malade succomba à une affection intercurrente.

A l'autopsie, on découvrit que l'oblitération était le résultat de la déchirure de la tunique interne du vaisseau.

Observation XV. — *Rupture artérielle.* (Nélaton, T. 11, p. 368.)

Le professeur Bérard a observé, à la suite d'une luxation sous-coracoïdienne, la déchirure des deux tuniques internes de l'artère axillaire sur toute la circonférence du vaisseau; la tunique celluleuse s'était allongée comme un tube de verre effilé à la lampe.

Cette lésion fut suivie d'une oblitération du vaisseau, de la gangrène de plusieurs doigts, et enfin de la mort du malade.

On n'avait fait aucune tentative de réduction.

Observation XVI. — *Rupture complète des tuniques profondes de la carotide interne gauche au cou. Oblitération du vaisseau au point lésé par un caillot, qui remonte jusqu'aux dernières branches de l'artère sylvienne.* (Publiée par M. Verneuil.)

Nous nous contenterons de résumer brièvement cette remarquable observation, que l'on pourra trouver longuement détaillée dans les Bulletins de l'Académie de médecine de 1872.

Ec..., 46 ans, homme d'équipe au chemin de fer du Nord, est apporté à l'hôpital Lariboisière le 14 décembre 1871, au moment de la visite. Vers huit heures du matin, il s'est trouvé pris sous un wagon renversé. Bientôt après, M. Verneuil constatait l'absence de toute fracture des membres et l'intégrité de la parole et de l'intelligence ; le blessé répond distinctement. Au périnée, déchirure peu profonde, sur la ligne médiane, paraissant résulter d'un écartement forcé des deux cuisses. Cris, agitation, douleurs très-grandes, respiration et pouls saccadés, abaissement de la température axillaire.

Agitation et délire pendant la nuit qui suivit l'accident. Le lendemain, le malade est dans le coma ; Ec... ne paraît rien entendre et ne prononce plus une parole. On constate une hémiplégie complète de tout le côté droit ; légère contracture du côté opposé. Le pouls est calme et régulier, la respiration tranquille.

Les trois jours suivants, l'état resta le même : la connaissance ne revint pas, l'hémiplégie persista au même degré à droite, la contracture diminua à gauche. Apyrexie complète.

Le 19, l'état s'aggrava brusquement, la température s'éleva à 40° et le malade mourut cinq jours après l'accident.

Autopsie. — En ouvrant la boîte crânienne on constata aussitôt un vaste ramollissement cérébral, dû à la thrombose de l'artère sylvienne, faisant suite à une altération semblable de l'artère carotide. A 2 centimètres au-dessus de sa naissance, la carotide interne offre un renflement brusque, qui se continue jusqu'à l'entrée dans le canal carotidien. Elle a presque doublé de volume et donne au toucher la sensation d'un cordon résistant. Une incision longitudinale, pratiquée avec précaution, montre, au niveau du changement de volume, une rupture circulaire complète et à bords nets des tuniques interne et moyenne. Du côté du cœur, les tuniques ont conservé leur position et leur adhérence à la face profonde de la tunique externe. Dans le bout périphérique, au contraire, ces tuniques sont décollées dans l'étendue de trois millimètres environ et incurvées en dedans, de façon à figurer dans l'intérieur du vaisseau une sorte de diaphragme, qui en obture partiellement la lumière. La face profonde de la tunique dartoïque est à nu dans l'intervalle qui correspond à l'écartement des tuniques rompues. En ce point existe un caillot dense, rougeâtre et très-solidement adhérent. Au-dessous ce caillot se prolonge sous forme d'un appendice, de forme régulière, et remplissant à peine les deux tiers du vaisseau, auquel il n'adhère nullement. Au-dessus, au contraire, le coagulum remplit, en la distendant, toute la carotide, en y adhérant toutefois beaucoup moins qu'au niveau de la déchirure. Les artères n'étaient pas athéromateuses. Tout porte à croire que cette rupture s'est produite par distension. La veine jugulaire et le pneumogastrique sont tout à fait indemnes.

Dans toutes les observations qui précèdent, on a pu constater les lésions des artères; dans celles qui suivent, la mort n'ayant pas eu lieu, l'autopsie n'est point venue vérifier les lésions qu'on était en droit d'admettre.

Observation XVII, de M. Verneuil. (Résumée.)

J'ai vu déjà, dit-il, au pli de l'aine une contusion amener l'oblitération complète de l'artère fémorale.

Il s'agissait d'un homme d'un certain âge, qui avait reçu une contusion à la région inguinale; la circulation continua d'abord dans le membre, et c'est seulement après 24 heures que se montrèrent les phénomènes d'oblitération.

Observation XVIII. — *Fracture de la clavicule* (par Moré, de Barneuil). (Lue à la Société de chirurgie de Paris, 1876.)

C'est un vieillard de 60 ans, qui, en voulant tirer un morceau de bois pendant qu'il était monté sur une échelle, perdit l'équilibre, et, entraînant l'échelle, décrivit un cercle pendant lequel il frappa contre une barrique, et enfin sur des poutres qui supportaient plusieurs barriques. M. Moré constata une fracture de la clavicule, une vaste ecchymose de tout le moignon de l'épaule et de l'emphysème sous-cutané, s'étendant sur le côté droit de la poitrine, la région sus-claviculaire, le cou jusqu'au niveau du maxillaire inférieur.

Le malade, qui était en proie à une vive oppression, fut placé dans son lit ; on pansa les plaies contuses, et on ne chercha à appliquer aucun appareil contenteur. Le lendemain, M. Moré pratiqua une saignée sur le bras malade, et constata les battements de l'artère humérale et de la radiale.

Le surlendemain de l'accident, le malade se trouvant mieux, M. Moré appliqua dans l'aisselle une serviette pliée en forme de coin, remplie de crin, qui fut assujettie sur l'autre épaule au moyen d'un fort ruban. Une serviette, enveloppant le coude et l'avant-bras, releva le bras en haut et en arrière, et un mouchoir plié en cravate soutenant le membre, compléta l'appareil.

Le soir même, le malade se plaignit de douleurs, de fourmillements dans la main, qui ne firent qu'augmenter. Aussi, le troisième jour, fallut-il défaire l'appareil, qui était excessivement relâché. La main était bleuâtre, et on ne pouvait plus sentir les pulsations de la radiale et de la cubitale.

Le malade fut laissé sans appareil pendant 24 heures, puis on réappliqua un nouveau coussin dans l'aisselle, en ayant soin de faire une gouttière pour ne pas comprimer les vaisseaux ; ce nouvel appareil fut laissé en place huit jours, et fut retiré le quinzième jour de l'accident. Le cal paraissait en bonne voie ; aussi laissa-t-on le malade dans son lit avec un coussin placé entre les deux épaules. Le bras fut entouré de linges chauds ; on le fit frictionner tous les jours, et vers le vingt-cinquième jour, le blessé, dont la main n'était plus gonflée, put se lever et vaquer à ses occupations.

Deux mois après l'accident, le membre blessé était presque revenu dans le même état que l'autre, comme force et comme volume ; mais on ne pouvait pas sentir de battements dans les artères du bras et de l'avant-bras. Cependant, on pouvait constater des pulsations dans une artère collatérale de l'index et du pouce. Au mois de novembre, huit mois après le traumatisme, M. Moré put, ainsi qu'un de ses confrères, retrouver les battements de l'artère humérale et de l'artère radiale, mais très-faibles.

Cette observation, présentée par Horteloup à la Société de

chirurgie, en 1876, fut l'objet d'une assez longue discussion. M. Horteloup expliquait l'oblitération par l'artérite ; mais Terrier et Verneuil ne partagèrent pas cette opinion, et attribuèrent cette lésion à une rupture très-circonscrite de la tunique interne du vaisseau, ayant donné lieu à la formation d'un caillot.

Observation XIX.—*Oblitération. Contusion de la face antérieure de la cuisse gauche de la fémorale* (Inédite). (Observée par M. le professeur Ollier, dans le service de Velpeau.

Il s'agissait d'un homme âgé de quarante ans environ, et dont les artères n'étaient point du tout athéromateuses. Une roue de charette lui avait passé sur la cuisse, au-dessous de la région inguinale. Peu de temps après l'accident, on constatait le long de l'artère fémorale un empâtement dur et douloureux, dû à l'épanchement sanguin ; bientôt après, on ne sentait plus les battements artériels au-dessous de ce point.

Tout le membre inférieur devint froid, livide et insensible ; en même temps, le malade perdit l'usage des muscles de ce côté, les orteils devinrent bleuâtres, des taches noirâtres s'y montrèrent. Bref, il perdit une partie du pied par l'effet de la gangrène. Il fut assez heureux pour conserver affaibli la plus grande partie de son membre inférieur, grâce à la circulation collatérale qui parvint à s'établir. Le pouls reparut quelques jours après dans la poplitée, et le malade put sortir guéri de l'hôpital.

Observation XX. — *Luxation de l'épaule. Réduction. Oblitération artérielle. Gangrène.* (Résumée). Due à M. le professeur Ollier. — Inédite.

Un homme âgé de cinquante ans environ, en tombant d'un arbre et en voulant se retenir avec le membre supérieur, se fit une forte contusion à la face interne du bras, et une luxation de l'épaule. On réduisit aussitôt et sans effort la luxation de cet homme ; on n'employa ni liens, ni tractions violentes, la main du chirurgien suffit à rendre aux os leurs rapports naturels. Il faut dire que ce malade avait des artères notablement athéromateuses.

M. le professeur Ollier fut appelé à lui donner ses soins, vingt-cinq jours seulement après l'accident, alors que le membre était déjà froid et insensible, que des points gangréneux commençaient à se montrer sur l'avant-bras. Le pouls n'était plus perceptible. En même temps, on constatait sur le trajet de l'artère brachiale un cordon dur et plein, de plusieurs centimètres d'étendue. En peu de temps, une grande partie du membre supérieur fut frappée de mort; la gangrène était sèche.

En ce moment, régnait une épidémie d'érysipèle; M. Ollier, craignant d'aggraver le pronostic par une intervention radicale, au milieu d'un état sanitaire aussi regrettable, attendit l'élimination, en l'aidant toutefois au moyen du Canquoin; l'os, une fois dénudé, fut réséqué dans la plaie, et le malade eut la vie sauve.

L'examen de l'artère, pratiqué nécessairement plusieurs semaines après l'accident, ne permit pas de se rendre un compte exact des lésions primitives que le vaisseau avait dû subir.

Observation XXI.—*Contusion de l'artère humérale. Oblitération. Guérison.* (Cadier, Thèse de Paris, 1866). Résumée.

A la suite du passage d'une roue de voiture sur le bras gauche, on constate une fracture comminutive de l'humérus, et un gonflement énorme du bras. Le jour même de l'accident, le pouls de la radiale et de la cubitale du côté blessé est insensible. La main est un peu plus froide. Trois jours après, la chaleur était revenue dans le membre blessé. Le dixième jour après l'accident, le pouls reparut dans la radiale; la fracture finit par se consolider, et le malade guérit, en conservant toutefois de l'œdème du membre dû à une circulation très-imparfaite.

Observation XXII. — (Rapportée par Delacour, Thèse de Paris, 1872).

Coup de feu au genou. Absence de pulsations à la pédieuse. Gangrène sèche vers le quatrième jour. Lésion probable de l'artère poplitée, mais il n'y a pas eu d'autopsie.

Observation XXIII. — *Luxation de l'épaule. Oblitération artérielle.*

Dans ce cas, dû à Stanley, et rapporté par Marchand (Thèse de concours, 1875), l'oblitération ne se montra que quelques jours après l'accident. Plusieurs années après, Stanley put faire l'autopsie de cet homme, et il trouva l'artère oblitérée, au niveau de la luxation. On ne dit pas qu'il y eût une déchirure des tuniques internes.

Observation XXIV. — *Contusions de la jambe et de la cuisse. Oblitération de la poplitée. Gangrène de la jambe. Tétanos. Mort.* (Rapportée par Broca). Résumée.

M..., 43 ans, a été renversé par une voiture dont la roue lui a passée sur la cuisse gauche. Il en résulte de violentes contusions et un vaste épanchement sanguin au niveau du canal de Hunter. La roue a également froissé la jambe. C'était le 9 mars 1862.

Ces diverses lésions sont suivies d'une gangrène du pied et de la partie inférieure de la jambe, et cette gangrène remonte progressivement vers la racine du membre. Bientôt, il y a formation d'un abcès sanguin à la cuisse, au point contus.

La gangrène se montra le 24 mars seulement. On attendit pour pratiquer l'amputation que la gangrène s'arrêtât.

Le 3 avril, apparition du tétanos, qui emporte le malade le 5 avril.

A l'autopsie, on trouve la veine poplitée oblitérée par un caillot volumineux, ainsi que la fémorale dans presque toute son étendue. L'artère poplitée est oblitérée dans toute sa largeur; le caillot obturateur remonte jusqu'à l'extrémité inférieure du canal de Hunter; il ne se prolonge pas dans ce canal. Les parois de l'artère sont d'ailleurs parfaitement saines. *(Bulletins de la Société de chirurgie*, 1862*)*.

Observation XXV. — *Contusion artérielle. Gangrène.* (Rapportée par Richet).

Un homme très-fort, très-bien constitué, fut renversé par une voiture très-lourdement chargée dont la roue lui passa sur la cuisse.

Cet homme, quoique âgé seulement de cinquante-deux ans, présentait une ossification des artères. Quoi qu'il en soit, douze jours après l'accident, il se montra de la gangrène au-dessus du genou. La fémorale ne battait plus que jusqu'au sommet du triangle de Scarpa ; dans tout le reste du membre, on ne sentait plus guère qu'une sorte de déplacement en masse de l'artère, dû à une transmission du choc.

L'amputation fut discutée, mais rejetée à cause de la faiblesse profonde dans laquelle le malade était tombé. Il survint bientôt après des abcès sanguins vers la partie moyenne de la cuisse, et le malade mourut d'épuisement.

A l'autopsie, on trouva que la fémorale était oblitérée jusqu'à la partie moyenne de la cuisse ; elle avait des plaques athéromateuses et calcaires. La veine n'était pas oblitérée. *(Recueillie dans les Bulletins de la Société de chirurgie*, 1862*)*.

Dans quelques-unes des observations qui précèdent, l'oblitération a été due peut-être au développement d'une artérite traumatique. Dans les trois qui suivent, la compression, unie à l'athérome, paraît en avoir été la cause.

Observation XXVI. — *Broiement de la cuisse par une roue de wagon. Gangrène du membre inférieur.* (Bourdillat).

A l'autopsie : caillot dans la fémorale ; les tuniques du vaisseau ne présentent ni déchirure, ni recroquevillement. Dans le point plus spécialement contus : élasticité manifestement diminuée, stries transversales moins apparentes, coloration rouge plus marquée, résistance des tuniques interne et moyenne amoindrie. En tirant le vaisseau dans le sens longitudinal, on produit de petites éraillures transversales. (*Société anatomique*, 1868).

Observation XXVII. — *Fracture de la jambe droite, plaie pénétrante. Gangrène. Mort. Compression de l'artère tibiale antérieure par une esquille.* (Recueillie dans le mémoire de Nepveu).

Le professeur Verneuil rapporte l'histoire d'une vieille femme de soixante-quatorze ans, toute athéromateuse, chez laquelle l'artère tibiale antérieure avait été oblitérée par une thrombose développée au niveau d'une inflexion du vaisseau, sous la pression d'une esquille osseuse ; condition déterminante à laquelle venait s'ajouter l'altération vitale de la paroi interne de l'artère.

A l'autopsie, on trouva les artères très-athéromateuses, mais il n'y avait point de déchirure des tuniques internes du vaisseau, au niveau de l'oblitération. (Résumée).

Observation XXVIII. — *Fracture de cuisse. Oblitération artérielle. Gangrène.* (Résumée). (Observée par M. le professeur Ollier). Inédite.

Au mois de septembre 1869, entrait à l'Hôtel-Dieu de Lyon (service de M. Ollier), un homme, âgé de 45 ans ; il avait une fracture très-oblique du tiers inférieur du fémur. Les os chevauchaient dans une assez grande étendue, et le fragment inférieur faisait une forte saillie anguleuse au sommet du creux poplité.

Il n'y avait pas de plaie extérieurement. Quand on apporta le malade à l'hôpital, son membre inférieur était chaud et rien ne faisait prévoir les accidents qui suivirent.

Le malade fut mis dans une grande gouttière Bonnet, et l'on essaya quelques tractions modérées, pour réduire le chevauchement de la fracture.

Le lendemain, le pied était froid, insensible ; toute la jambe jusqu'au genou était pâle, un peu infiltrée ; la sensibilité y était très-obtuse. On enleva aussitôt tout appareil ; on essaya de réchauffer le membre inférieur refroidi. La gangrène n'en continua pas moins sa marche ; elle se prononça de plus en plus, et le malade mourut.

A l'autopsie, les artères étaient athéromateuses. Au niveau de la fracture, l'artère poplitée était comprimée par le fragment osseux qui la piquait, et elle offrait en ce point une inflexion très-prononcée, due au chevauchement des fragments.

A la dissection, on ne découvrit aucune lésion, aucune déchirure du vaisseau, qui était néanmoins oblitéré par un caillot fibrineux descendant très-bas du côté de la jambe.

Nous pouvons maintenant aborder l'étude de l'obstruction artérielle, consécutive aux traumatismes. Mais auparavant, qu'il nous soit permis de citer les belles paroles suivantes, que tous ces faits ont inspirées à M. le professeur Verneuil : « La pratique chirurgicale et l'honneur de la profession exigent que des faits de cette nature soient recherchés et publiés avec soin. Ils serviront d'abord à dégager, vis-à-vis de lui-même, la responsabilité du praticien, entre les mains duquel pareil malheur pourrait tomber. Ils trouveront encore leur utilité dans certaines questions litigieuses où l'on voit le malade ou ses proches demander à la justice, sous l'empire d'une douleur excusable, assurément, des dommages pour une catastrophe qu'il n'a cependant pas été au pouvoir du chirurgien d'empêcher. »

TROISIÈME PARTIE.

CHAPITRE PREMIER.

MODES DE L'OBSTRUCTION ARTÉRIELLE.

Les divers traumatismes agissent d'une façon bien différente sur les grosses artères : les observations dans lesquelles on a noté la rupture complète des troncs artériels abondent dans la science ; mais le traumatisme ne cause pas toujours d'aussi grands dégâts dans le système circulatoire. Il se borne tantôt à oblitérer les artères sans y produire de déchirure ; c'est ce que l'on constate dans certaines fractures, dans quelques luxations, à l'autopsie desquelles on trouve simplement l'artère aplatie et obturée par compression ; tantôt il arrive à provoquer l'inflammation des artères contuses. D'autres fois, enfin, il est assez violent pour produire des éraillures, des ruptures de la tunique interne ou des tuniques interne et moyenne à la fois. Ce dernier point sera le plus intéressant et le plus important de notre travail.

Pour être complet sur ce sujet, nous pourrions, et nous devrions peut-être parler de certaines autres sortes d'oblitération artérielle. En effet, il n'est pas rare de rencontrer des embolies dans les traumatismes, et, pour notre part, nous en avons observé deux cas dans la clinique de notre regretté professeur Valette : à la suite de fractures simples de jambe, paraissant se conduire normalement, il se développe sourdement des phlébites profondes. A la suite d'un mouvement, ou même sans cause appréciable, le malade est subitement pris de dyspnée, rapidement croissante, de cyanose, et la mort arrive en l'espace de quelques minutes. A l'autopsie, on constate de vastes embolies oblitérant l'artère pulmonaire. Il n'y a pas six mois qu'un cas pareil s'est présenté à l'Hôtel-Dieu dans le service de M. le professeur Desgranges. Il est remarquable que ces sortes d'accident s'observent spécialement dans les fractures de jambe, et certainement la cause prédisposante est toute anatomique ; ce sont les rapports intimes que les vaisseaux ont avec les os des membres inférieurs.

On voit encore, sous l'influence du choc traumatique, des embolies se produire, mais partant cette fois du centre circulatoire. Si le cœur contient d'anciens caillots, si ses valvules sont malades, on peut voir alors se détacher du cœur, soit des caillots, soit des végétations ou des fragments de valvule, lesquels, transportés par le courant circulatoire, vont s'arrêter enfin plus loin et y causer des accidents. Le docteur Simpson rapporte plusieurs cas de ce genre, observés chez les femmes en couches.

La question des embolies ne pourrait retirer aucun profit d'une étude de notre part ; d'ailleurs, cette question des embolies traumatiques nous entraînerait beaucoup trop loin. Nous nous contenterons d'étudier l'obstruction artérielle locale. Nous avons laissé à entendre que cette obstruction pouvait se produire de trois manières :

A. Par compression.

B. Par artérite.

C. Par déchirure des tuniques internes des artères.

a. COMPRESSION. — Dans les fractures et dans les luxations, la compression des artères doit être très-fréquente, mais il ne semble pas, en lisant les auteurs, que l'on doive trouver souvent un degré de compression suffisant pour amener l'occlusion complète de la lumière du vaisseau. Nepveu n'en rapporte que trois cas, dans son mémoire, et A. Cooper, un seul cas. Nous-même, étant l'interne de M. le docteur Fochier, nous avons vu, à l'hôpital de la Croix-Rousse, un enfant qui présentait une luxation du coude; les artères de l'avant-bras ne battaient plus, mais la réduction ayant eu lieu le même jour, le cours du sang se rétablit aussitôt. Ces cas simples doivent se rencontrer bien souvent. Habituellement l'extrémité osseuse, plus ou moins déplacée, tend l'artère comme sur un chevalet; d'autres fois, le fragment comprime l'artère contre les parties molles. Enfin dans les fractures obliques, dans les fractures de jambe surtout, lorsque les fragments offrent des chevauchements étendus, l'artère, sans être comprimée, peut présenter des courbures, des inflexions brusques, capables d'offrir un obstacle infranchissable au courant sanguin, ou tout au moins de ralentir suffisamment la circulation en ce point pour qu'un caillot puisse s'effectuer, dans certains cas, que nous allons préciser.

Quand cette compression des artères persiste, qu'arrive-t-il? Souvent la gangrène en est la conséquence (trois fois dans les trois observations de Nepveu, il y eut guérison dans le cas d'A. Cooper). Il est probable aussi, que, lorsque la gangrène n'est pas survenue, on n'a pas toujours fait suffisamment attention aux faits de ce genre. Deux cas peuvent se présenter: ou bien la paroi artérielle est saine, ou bien le vaisseau présente les lésions de l'athérome.

Avec une paroi saine, l'oblitération définitive ne peut se

produire, et ne se produit pas en effet. Dans deux observations de Nepveu, et dans celle d'A. Cooper, qui resta quatre jours avant la réduction, on ne trouva aucune trace de caillot. Les anciens admettaient au contraire l'oblitération possible dans ces cas là (1) : « Pour que la compression produise l'adhésion mutuelle des parois de l'artère, il est nécessaire que la force avec laquelle l'artère est comprimée soit telle qu'elle maintienne les parois dans un contact étroit, et qu'elle excite en même temps l'inflammation adhésive de ses tuniques. » Ailleurs, Scarpa déclare que l'oblitération artérielle se fait par une adhésion exactement semblable à celle que l'inflammation établit entre les feuillets opposés des séreuses. Cette idée d'oblitération au niveau du point comprimé était une simple assertion, et ce fut Georges Freer, de Birmingham, qui se chargea de l'établir sur des bases expérimentales. Hogdson, son ami, écrivait à propos des expériences de Freer : « L'objet de la compression, exercée au-dessus de l'anévrysme, est de placer les parois opposées de l'artère dans un état de contact parfait, et en même temps d'exciter dans ses membranes un degré d'inflammation tel que leur adhérence en soit le résultat. »

Cette opinion fut soutenue par Viricel, de Lyon, qui avait pour but d'oblitérer l'artère au niveau du point comprimé. « Or personne aujourd'hui, ajoute Broca, n'ignore que l'oblitération des artères n'a jamais lieu par l'adhérence de leurs parois. Il est tout aussi certain que l'application, prolongée pendant plusieurs mois consécutifs, d'une pelote compressive sur une artère qui repose sur un plan osseux, ne réussit jamais à y intercepter le cours du sang d'une manière défini-

(1) Broca, *Anévrysmes*.

tive. La compression, quelque prolongée qu'on la suppose, ne produit pas l'oblitération, à moins qu'elle ne soit poussée au point de froisser considérablement et de désorganiser les parois artérielles. »

Mais si l'artère comprimée et contuse est fortement athéromateuse, un caillot obturateur peut se produire, et même en peu de temps. Dans nos observations XXVI, XXVII, XXVIII, il n'y avait ni éraillures ni déchirures des tuniques de l'artère, et cependant l'autopsie révéla, dans les deux cas, la formation d'un caillot qui oblitérait définitivement le vaisseau. La coagulation du sang est ici favorisée par le ralentissement de la circulation et par le dépoli de la membrane interne. Il est dit dans l'observation XXVII, qu'au niveau de la flexion artérielle, une plaque athéromateuse faisait saillie dans la lumière de l'artère.

En définitive, dans la compression unie à un degré plus ou moins considérable de contusion des artères, on peut ne voir aucun accident, si l'obstacle est levé à temps; mais si la compression persiste, la gangrène pourra néanmoins se montrer avec des artères saines. Avec des artères athéromateuses, on sera en droit d'admettre la formation d'un caillot, pour expliquer les accidents.

Dans les plaies par armes à feu, on voit quelquefois survenir des symptômes transitoires d'obstruction artérielle. Il y a deux mois, dans le service de M. Fochier, un jeune homme présentait cette complication. Il avait reçu dans le bras la décharge d'un fusil de chasse. Pendant huit jours, il n'eut point de pouls radial. La circulation se rétablit après ce laps de temps. M. Gosselin rapporte deux faits analogues, qu'il observa pendant la guerre de 1870 : il s'agissait dans les deux cas d'un coup de feu en séton, au niveau de la partie interne et supérieure du bras gauche, suivant une direction telle que le projectile était certainement passé en dedans du biceps, et sur le trajet de l'artère humérale. Le jour même de l'accident, on put constater qu'il n'y avait pas de pulsations dans la radiale, la cubitale et l'humérale. La circulation se rétablit pourtant quelques jours après.

Pourrait-on attribuer l'arrêt du pouls à la compression du vaisseau artériel, par les liquides épanchés autour de lui ? Cela est peu admissible. Faute d'explication, nous avons néanmoins placé ces faits à la suite de la compression. Les investigations anatomiques sont encore à faire dans les cas de cette nature, et, comme M. le professeur Gosselin, nous ne pouvons que formuler l'incertitude de la science sur ce point.

b. Artérite. — L'artérite est une complication très-rare dans les contusions, et les anciens auteurs lui avaient accordé un rôle pathologique plus important qu'elle ne le mérite. Toutefois, les faits d'oblitération artérielle dans les traumatismes n'avaient pas passé inaperçus pour eux ; Dupuytren et Boyer consacrent des chapitres entiers à l'étude de l'artérite, compliquant les fractures. Encore aujourd'ui, tous les classiques admettent ce cas comme le plus fréquent, dans les contusions au moins : souvent la contusion, disent-ils, n'amène rien, quelquefois pourtant l'artère peut s'enflammer et s'oblitérer. Depuis que Virchow a prouvé que la tunique interne n'est pas susceptible de s'enflammer, l'artérite a perdu de son importance. Un doute profond règne encore sur ce sujet, et les plus éclairés n'osent résoudre ce que les anciens croyaient avoir péremptoirement démontré.

Nous ne nous laisserons pas aller à discuter la question de l'artérite. Nous en savons assez pour reconnaître ce que tous les pathologistes accordent, que l'artérite locale aboutit, rapidement en général, à la formation d'une concrétion fibrineuse dans le canal de l'artère enflammée. Simpson rapporte plusieurs observations d'oblitération par artérite locale, dans l'état puerpéral. Nous nous sommes contenté de rapporter seulement les deux observations que MM. Broca et Richet ont présentées, en 1862, à la Société de chirurgie de Paris.

La cause principale des caillots qui surviennent dans l'artérite aiguë, c'est une modification survenue dans la constitution de la paroi vasculaire. Admettons que la tunique interne ne puisse pas s'enflammer, mais il n'en est pas de même de l'externe ; alors la tunique interne, rapidement modifiée dans sa vitalité, devient opaque, friable, se ride et se fendille. Bref la paroi artérielle a subi une altération telle que le caillot peut dès lors se produire avec une grande rapidité.

Dans les pages précédentes, nous avons cru devoir accorder une grande importance à l'artérite chronique, au point de vue de l'oblitération artérielle. Mais nous sommes loin de refuser, comme certains auteurs actuels, toute influence au développement de l'artérite aiguë. Cependant son apparition est très-rare. Tous les auteurs signalent la difficulté qu'ils ont eue pour arriver à provoquer l'inflammation des tuniques artérielles.

c. Déchirure des tuniques internes des artères. — *Causes.* — Sous l'influence des traumatismes, les artères peuvent subir des lésions bien plus graves que celles que nous venons d'examiner. La science est pleine de cas de ruptures complètes des vaisseaux principaux des membres. D'autres fois, les dégâts sont moins prononcés, avons-nous dit, et les lésions des artères peuvent passer inaperçues tout d'abord ; mais l'on voit, dans un temps plus ou moins éloigné, des anévrysmes se développer au point qui a subi l'influence du choc.

Dans ses expériences sur la contusion des artères, Béclard n'obtenait que l'épaississement des parois vasculaires et la résistance plus grande du vaisseau à toute dilatation. Aujourd'hui les auteurs classiques admettent que la contusion peut manifestement diminuer l'élasticité et la résistance des tuniques interne et moyenne. Les tuniques *affaiblies* par la contusion cèdent alors sous l'effort de la tension sanguine et amènent la formation d'un anévrysme. Les faits de ce genre ne sont pas rares.

Nous aussi, nous avons voulu voir ce que la contusion pourrait produire sur les artères : sur trois chiens en bas âge, nous avons contusionné violemment les artères, dans l'espoir de les oblitérer, cependant nous n'avons rien obtenu ; l'oblitération n'a pas eu lieu. Il y a peu de jours seulement que nous avons fait ces expériences, et quant à dire ce que deviendront ces artères, nous ne le savons pas ; deviendront-elles plus résistantes, comme a dit Béclard ? Donneront-elles lieu à des anévrysmes comme le veulent les auteurs classiques? Nous ne pouvons le dire. Mais ce que nous pouvons avancer, c'est que leur contusion n'a point donné lieu à une oblitération.

De ce que ces expériences ont été négatives, on ne peut pas affirmer qu'il doive en être de même chez l'homme; tout le monde connaît avec quelle rapidité surprenante les animaux, et les chiens surtout, réparent les lésions traumatiques qu'on leur fait subir.

Comme Bidard, comme nous, Béclard expérimentait sur de jeunes animaux, qui avaient leurs artères saines, et s'il n'a obtenu que l'épaississement de la paroi artérielle, ce résultat n'aurait peut-être pas été le même s'il avait choisi quelques chiens âgés et athéromateux. Il aurait vu alors que le broiement, que le froissement d'une artère athéromateuse est capable d'oblitérer subitement son calibre, et de l'oblitérer définitivement par la formation rapide d'un caillot dans son intérieur. On ne peut pas invoquer un autre mécanisme dans plusieurs de nos observations. Une tunique interne, toute doublée de plaques athéromateuses, se laissera déchirer avec la plus grande facilité, dès qu'une cause viendra pousser une de ces plaques de l'extérieur vers le centre de la lumière du vaisseau, et la fibrine du sang se coagulera très-rapidement dans les cas de ce genre.

Si le vaisseau est sain, une contusion sera le plus souvent impuissante à rompre ses tuniques internes. Mais quant à dire, comme Béclard, que cette contusion ne peut qu'augmenter la résistance des parois artérielles, et qu'elle ne peut y développer l'artérite, nous n'oserions aller aussi loin dans la voie des affirmations.

La contusion n'est pas la seule cause qui puisser occasionner des déchirures artérielles, il en est une autre plus fréquente peut-être, et plus certaine dans ses effets : c'est l'élongation du vaisseau. Dans les fractures, les luxations, voire même dans l'exagération extrême de quelques mouvements physiologiques, on peut voir les artères tiraillées en tous sens; tantôt c'est un fragment de fracture déplacé, qui tend l'artère comme une corde, tantôt c'est une extrêmité osseuse, plus ou moins volumineuse, qui, en se luxant, allonge l'artère au-delà de ses limites d'élasticité. Enfin, dans nos observations XIV et XVI, un mouvement physiologique, poussé à ses dernières limites, a suffi pour dépasser les limites de l'élasticité artérielle.

L'élongation effectue facilement la déchirure des tuniques

internes sur une artère saine. Cette solution de continuité sera obtenue plus facilement encore si le vaisseau est athéromateux, et par conséquent moins élastique et plus friable.

En résumé, les causes de la déchirure des tuniques interne et moyenne des artères peuvent être le fait d'une contusion, ou d'une élongation du vaisseau, comme cela se voit dans les mouvements brusques et les efforts violents. Ce résultat est favorisé par le voisinage des grandes articulations et, d'une façon toute spéciale, par la dégénérescence granulo-graisseuse ou calcaire des parois de l'artère.

La lésion qui nous occupe a été l'objet de nombreuses expériences, faites en Allemagne, au point de vue de la médecine légale. « En 1828, Amussat avait signalé comme preuve de la pendaison la rupture des tuniques interne et moyenne de l'artère carotide primitive. M. Devergie a également rencontré cette rupture chez un pendu (1). » On la rencontre, il est vrai, quelquefois, mais pas toujours, et son absence ne doit pas faire rejeter l'idée de la pendaison.

Variétés. — Ces divers modes de traumatisme amènent-ils toujours le même genre de déchirure? Non. La tunique interne seule peut être intéressée, ou bien les deux tuniques internes peuvent être déchirées simultanément. On peut ne trouver que des éraillures, comme l'on peut y voir des déchirures comprenant toute la circonférence du vaisseau. Il est probable aussi, comme le dit M. Vernenil, que la terminaison varie avec l'étendue de la lésion. Un anévrysme mixte externe ou l'oblitération du vaisseau succède à cet accident. On comprend combien est facile la formation d'un anévrysme en

(1) Briand et Chaudi, *Médecine légale*,

pareil cas ; d'après M. Broca, c'est même habituellement ainsi qu'ils se forment. Il serait intéressant d'étudier les détails de cette question. Verneuil est porté à croire que la simple fissure artérielle, portant sur une partie seulement de la circonférence du vaisseau, engendrera plus tard l'artériectasie, tandis que la rupture circonférentielle complète provoquera plutôt l'occlusion, comme c'est la règle après la ligature.

Anévrysme mixte externe dans un temps plus ou moins rapproché, ou oblitération rapide de l'artère, telles sont les conséquences de la rupture des tuniques internes, l'externe restant intacte, grâce à son élasticité et à sa résistance beaucoup plus grandes.

Pour ce qui est de l'obstruction en elle-même, elle n'est pas effectuée toujours par le même mécanisme. Elle peut se faire de plusieurs manières :

1° Par le *rebroussement* des tuniques interne et moyenne, qui, chassées par le courant sanguin vers la partie inférieure de l'artère, se retournent sur elles-mêmes et forment un bouchon obturateur dans la lumière du vaisseau. Verneuil pense qu'il en est souvent ainsi, et Rokitansky en a rapporté un exemple.

2° Par le *recroquevillement* vers le cœur des tuniques rompues qui, se détachant dans une certaine étendue de la tunique externe, forment un diaphragme plus ou moins complet. Le centre du diaphragme est un point d'attraction pour la fibrine du sang, et l'oblitération par simple recroquevillement devient bientôt plus solide par la formation d'un caillot. Dans l'observation de notre ami Bard, le recroquevillement pur et simple a suffi pour arrêter l'ondée sanguine, et il n'y a pas eu de caillot ; probablement parce qu'une collatérale naissait immédiatement au-dessus. On comprend difficilement que la simple élasticité des tuniques internes invaginées puissent soutenir le choc du sang, sans lui livrer passage. C'est ce qui a lieu pourtant, et ces cas sont en accord parfait avec les expériences anciennes et récentes. Dans sa remarquable thèse inaugurale, M. le professeur Gayet a prouvé par des expériences nombreuses que le caillot n'est point chose nécessaire après la ligature, et il n'est d'aucune utilité si la réunion se fait par première intervention. Une disposition anatomique vient encore parfaire le mécanisme du recroquevillement, et l'assimiler tout à fait à une torsion d'artère ; les deux tuniques internes invaginées, l'externe s'allonge au contraire comme un tube de verre effilé à la lampe, et soutient ainsi l'invagination.

La cause par laquelle les tuniques interne et moyenne, détachées de la paroi artérielle, forment dans la lumière du vaisseau une saillie que l'on a comparée à celle des valvules sigmoïdes de l'aorte, réside tout entière dans leur structure et leurs propriétés. M. Tillaux pense que le rôle de la tunique moyenne est considérable dans la production de ce phénomène. Il semble, néanmoins, qu'un rôle important appartienne à la tunique celluleuse, surtout si le vaisseau est athéromateux.

Quand Amussat, en 1828, fit revivre le procédé de torsion des artères, il ignorait cette invagination spontanée des tuniques internes, et c'était pour la produire qu'il conseillait le *refoulement*, manœuvre inutile et longue, qui fut cause que son procédé ne passa pas définitivement dans la pratique. M. Tillaux, dans son mémoire sur la torsion des artères, rapporte plusieurs cas analogues à celui de M. Bard, dans lesquels l'hémostase fut bien définitive par le simple recroquevillement et sans formation de caillot, même seize jours après l'opération.

Si les vaisseaux sont athéromateux, la tunique moyenne, privée d'élasticité, ne s'invagine pas aussi sûrement ; c'est alors que la tunique externe joue un rôle important. Du reste, un nouveau phénomène ne tarde pas à se produire, et vient assurer l'oblitération définitive, je veux parler du caillot. On a cité plusieurs observations de plaies artérielles, dans lesquelles il y avait absence de recroquevillement. Il y a peut-être ici une différence à établir entre les déchirures par contusion et les déchirures par élongation. Cette opinion, que nous ne faisons qu'avancer, faute de preuves, est aussi celle de Giraldès : « Le recroquevillement des tuniques artérielles peut être vrai pour les plaies par arrachement ; il ne l'est plus pour les plaies par écrasement. »

On peut donc rencontrer le recroquevillement sans caillot, comme l'on peut trouver le caillot sans recroquevillement, surtout quand les vaisseaux sont athéromateux.

3° *Par formation d'un caillot obturateur.* — C'est le plus habituellement de cette façon que l'artère déchirée s'oblitère définitivement. Tout, en effet, est réuni pour favoriser la formation rapide d'un caillot : l'état de la paroi, les aspérités des bords de la déchirure, le ralentissement du cours du sang, si son cours n'est pas déjà tout à fait interrompu. Quelques causes générales peuvent encore intervenir dans ce phénomène.

Un fait important à retenir, c'est la rapidité avec laquelle l'oblitération se produit. En parcourant nos observations, dans lesquelles on a noté le temps que le caillot a mis à se former, on voit qu'au bout de deux heures il a pu arrêter le cours du sang dans l'observation VI. Toujours, en moins de deux jours l'obstruction est un fait accompli. Si nous recherchons, d'autre part, le temps que met une artérite aiguë traumatique pour arriver à la formation d'un caillot, capable d'obturer complètement le calibre du vaisseau, tous les auteurs disent qu'il faut plusieurs jours ; la gangrène nè se montre dans ces cas que vers le quinzième jour, en moyenne. Mais revenons au caillot qui se forme après la déchirure.

Quand on peut examiner une artère ainsi oblitérée, le caillot que l'on y trouve la remplit complètement ; il est habituellement dur et adhérent aux parois au niveau de la lésion. Au-dessus et au-dessous, il se prolonge plus ou moins, mais il n'est plus adhérent à l'artère. Rarement il se prolonge beaucoup du côté des capillaires, parce que l'artère se vide d'elle-même. Quant à sa prolongation du côté du cœur, on admet généralement que le caillot ne dépasse pas les premières collatérales, au-dessus de la lésion. C'est évidemment là le cas le plus habituel. Cependant on peut le voir dépasser cette limite, et Broca l'a vu assez souvent : « Sur la poplitée, dit-il, l'oblitération peut occuper 5 à 6 centimètres ; A. Cooper a vu même l'oblitération remonter de la poplitée jusqu'à la fémorale profonde. Cette différence s'explique, ajoute-t-il, par le ralentissement de la circulation, consécutif à la ligature. La coagulation fibrineuse, qui se prolonge dans l'artère, ne s'arrête que lorsque le cours du sang a repris une assez grande rapidité. » Cette explication ne nous satisfait pas complètement, et nous croyons qu'aujourd'hui on peut apporter quelques autres raisons.

En 1872, M. Verneuil écrivait une lettre chirurgicale à M. Notta, dans laquelle il l'entretenait de la contractilité artérielle comme moyen d'hémostase primitive. Elle est mise en jeu par le traumatisme. Elle peut être nulle, faible ou forte, limitée ou étendue, précoce ou tardive ; elle peut se prolonger pendant 10, 12 et 24 heures ; elle possède une action variable comme elle, mais manifeste sur l'évolution et les dimensions du caillot; elle peut même empêcher la formation d'un caillot si la diminution du calibre artériel va jusqu'à l'effacement complet de celui-ci. Pour ce qui se rattache à la longueur du caillot, si la contraction se propage loin de la blessure, le coagulum sera long, en dépit des collatérales qu'il envahira au besoin.

N'y a-t-il pas encore d'autres causes qui puissent intervenir dans la coagulation du sang ? Il est vraisemblable que les qualités de ce liquide sont pour quelque chose dans sa coagulation. Dans notre observation I, une prolongation insolite s'est rencontrée. Notre homme était albuminurique, et ses urines donnaient, par la chaleur et l'acide nitrique, un notable précipité d'albumine. Cet état des urines ne doit pas passer inaperçu pour nous. « Les recherches de Becquerel, de Regnault, de Kirisch, de Cazeaux, ont montré qu'il y a dans le rhumatisme aigu, dans l'albuminurie chronique, une diminution des globules rouges du sang, une augmentation de sérum et un état marqué d'hypérinose ou excès de fibrine. Il en est de même pendant les derniers mois de la grossesse (1).

Voilà tout autant de causes qui ne sont pas évidemment capables de produire d'elles-mêmes des coagulations dans les artères, mais qui les favorisent puissamment, et qui peuvent, si un caillot est commencé, en agrandir considérablement l'étendue. Simpson en rapporte plusieurs cas, observés dans l'état puerpéral.

Des recherches cliniques sont encore nécessaires, mais cela nous suffit pour ne plus admettre sans restriction cette proposition classique : la hauteur du caillot est toujours limitée à

(1) Simpson, *Gynécologie*.

la présence d'une collatérale de quelque importance. Verneuil a établi, depuis longtemps déjà, que les collatérales ne font pas loi absolue dans la formation du caillot. « Les collatérales sont bien la cause de l'arrêt du caillot, mais ce n'est pas fatal. Il nous paraît bien plus juste de dire que le caillot oscille entre la force de coagulabilité du sang, qui tend à l'accroître, et l'action des collatérales, qui tend à l'arrêter, et que, suivant le plus ou moins d'équilibre de ces deux forces, il ne progresse pas ou acquiert des proportions considérables » (1).

Le ralentissement de la circulation, la contractilité artérielle et la composition du sang (albuminurie) doivent être pris en sérieuse considération.

(1) Gayet, Thèse de Paris, 1858.

CHAPITRE DEUXIÈME.

EFFETS DE L'OBSTRUCTION ARTÉRIELLE.

« Les symptômes d'obstruction artérielle varient nécessairement avec l'artère affectée, ou, pour parler plus correctement, ils varient avec la fonction de l'organe auquel appartient le vaisseau ; par suite ils sont plus ou moins graves suivant que la fonction joue un rôle important ou non dans l'économie. Les phénomènes sont très-différents, suivant que l'artère obstruée appartient à des organes en relation avec la tête, la poitrine, l'abdomen, ou se rend à l'une des extrémités du corps. Quant aux faits d'obstruction de l'artère pulmonnaire, cet accident se traduit pendant la vie par un trouble grave dans l'action du cœur et des poumons » : « Oppression soudaine, faiblesse, palpitations, grande accélération du pouls ; respiration pénible, anxieuse, irrégulière ; sueurs froides, cyanose de la face, refroidissement marqué et inquiétant des mains et des autres parties extrêmes du corps. La mort est excessivement rapide, sinon on peut observer la gangrène du poumon. »

Nous n'avons pas l'intention de nous arrêter longuement ici sur les obstructions artérielles, dans les artères des organes internes, nos observations portent spécialement sur les obstructions siégeant dans les artères des extrémités. C'est là surtout que les auteurs ont étudié les symptômes de cet accident.

Dans les obstructions artérielles par compression ou par déchirure des tuniques internes, il n'y a pas de signes précurseurs. Mais quand, à la suite d'un traumatisme, une artérite aiguë vient à se développer, alors les symptômes fébriles, la douleur et le pouls qui s'éteint graduellement peuvent nous mettre sur la voie du diagnostic. Une fois l'oblitération effectuée, on peut constater les signes suivants : Arrêt du pouls au-dessous, augmentation du choc du pouls au-dessus de l'oblitération, modification de la température du membre, paralysie ou névralgie dans ce membre, lésions de la motilité, puis enfin la gangrène. Tous ces symptômes ne doivent pas apparaître fatalement ; car la terminaison n'est pas toujours identique. Nous allons dire quelques mots de chacun d'eux.

Arrêt du pouls au-dessous. — Cette suppression du pouls au-dessous de la lésion arrive progressivement dans l'artérite, on peut suivre son affaiblissement, et il n'arrive à être supprimé totalement qu'au bout de quelques jours. Quand, après un traumatisme, l'on voit le pouls s'arrêter tout à coup, se supprimer rapidement au-dessous de la lésion, ce n'est pas à une artérite que cet effet est dû, mais bien à une compression ou à une déchirure des tuniques de l'artère ; ces deux causes sont seules capables d'arrêter le pouls aussi promptement que cela a été noté dans nos observations. Nous ne parlons pas évidemment des déchirures complètes des artères ; cet effet serait plus certain encore.

N'oublions pas qu'après une suspension totale du pouls, on le voit quelquefois revenir comme cela a été rapporté dans l'observation XVIII. C'est qu'alors les anastomoses ont rétabli une circulation collatérale qui préviendra tous les accidents.

Augmentation du choc du pouls au-dessus. — Parmi toutes nos observations, ce symptôme n'a été noté qu'une fois (Obs. I) ; son existence était très-évidente dans ce cas. Simpson dit aussi que ce signe a été rarement noté, cependant il était très-évident sur une malade, dont Tuffnell, de Dublin, a rapporté l'histoire. Ce signe est évidemment la conséquence de la suppression brusque de la circulation dans une partie notable du corps. Il en résulte une augmentation de tension de la colonne sanguine, considérable, sans que pourtant il ne faille faire intervenir un accroissement de l'impulsion du cœur, ou une vitesse plus grande du courant sanguin. Si l'on réfléchit à la façon progressive dont s'oblitèrent les artères atteintes d'artérite, on comprendra facilement que ce signe soit absent ou peu prononcé dans ce mode d'oblitération, tandis qu'il doit faire rarement défaut au début d'une obstruction brusque d'une artère importante, comme l'humérale ou la fémorale.

Simpson, à qui nous empruntons ces renseignements, ajoute que ce signe pourrait bien avoir quelque valeur dans ces cas de nécrobiose étendue du cerveau, à l'autopsie desquels on trouve, comme génèse, des embolies oblitérant des branches importantes de la carotide interne. Simpson et Alexander en rapportent une observation : dans une embolie importante, le pouls carotidien était augmenté du côté de l'oblitération, du côté opposé de l'hémiplégie par conséquent. Nous ne connaissons pas d'autres faits analogues dans la science.

Modification de la température. — Après l'oblitération du vaisseau principal d'un membre, la température ne tarde pas à s'abaisser pour se mettre en équilibre avec les milieux environnants. C'est déjà, quand il se montre, un signe précurseur, presque certain de gangrène ; mais si la circulation collatérale s'établit, la température tend à redevenir normale. Dans quelques cas on a noté l'augmentation transitoire de la température, aussitôt après l'accident, dans le département de l'oblitération artérielle.

Lésions de la sensibilité. — Ces lésions sont très-variables, si l'obstruction est complète d'emblée, on observera probablement la perte subite du mouvement et de la sensibilité. D'autres fois, cet effet n'est pas aussi rapide, et dans nos observations nous avons rencontré souvent des douleurs, des fourmillements, des picotements, puis l'insensibilité à des degrés très-divers ; habituellement elle marche de pair avec l'abaissement de la température du membre affecté. Inutile de dire que dans les cas analogues à l'observation XVI, on aura l'hémiplégie et l'hémianesthésie, sans abaissement de la température dans les membres paralysés.

Lésions de la motilité. — Les signes tirés de la motilité, comme de la sensibilité, sont assez différents au début. Quant à leur interprétation, c'est encore plus difficile. La perte de la motilité doit-elle être attribuée, comme le veut Müller, à ce que les fibres musculaires ne sont plus alimentées par une quantité suffisante de sang artériel? C'est la théorie la plus probable. Plusieurs physiologistes ont obtenu la paraplégie par la ligature de l'aorte abdominale, chez les animaux, et chez le cheval en particulier, on a obtenu la paraplégie intermittente. Chez l'homme il devait en être de même. M. Charcot en a publié une observation très-intéressante en 1858, chez un homme qui avait reçu une balle dans le flanc droit. Un anévrysme s'était formé et avait obturé secondairement l'artère iliaque primitive.

Gangrène. — Les lésions artérielles qui nous occupent ont pour effet d'oblitérer localement le vaisseau; pour la déchirure, en particulier, on peut dire qu'elle équivaut à une ligature. Mais, après avoir analysé nos observations, si l'on concluait ainsi, ce ne serait pas à l'avantage de la ligature, et cette opération devrait disparaître de la pratique. D'une part les auteurs nous affirment que la ligature n'amène pas fatalement la gangrène ; il est même rare que la mortification d'un membre suive la ligature de l'artère principale. D'autre part nos observations de déchirure artérielle se sont presque toutes terminées par la gangrène. Il faut donc qu'il y ait quelque chose de plus, et de très-important, pour que le résultat soit constamment funeste dans les cas dont nous parlons. Sinon le désaccord serait complet entre les auteurs et nous. La ligature amène bien un trouble passager des fonctions des parties, nourries et alimentées par l'artère que l'on obstrue, mais la gangrène n'en est qu'une suite rare ; la circulation collatérale s'établit et la prévient. Dans notre sujet, il y a d'autres conditions qui changent complètement la nature de la lésion. Il n'est point nécessaire de rappeler ici tous les avantages que l'on a fait valoir en faveur de la ligature par le procédé d'Anel sur celui de Hunter ; la gangrène est infiniment plus fréquente par ce dernier procédé que par la méthode d'Anel ; car alors, si la guérison a lieu, si l'oblitération de l'artère s'effectue, elle se fait dans une trop grande étendue. Voilà donc déjà une cause importante qui pourra empêcher à la circulation collatérale de s'établir : la longueur du caillot. Dans notre observation I, c'est évidemment parce que le caillot remontait jusqu'à la fémorale profonde, en se prolongeant dans toutes les collatérales, que la gangrène est survenue. La tibiale antérieure, qui n'était pas atteinte, et les autres collatérales, auraient largement suffi à rétablir la circulation.

Ce n'est pas là la seule différence qu'il y ait entre une ligature et nos oblitérations artérielles. La contusion, les épanchements sanguins, inévitables dans les traumatismes, altèrent plus ou moins les capillaires des parties environnantes, un grand nombre sont déchirés, et les autres comprimés. Enfin l'état du système nerveux pourrait bien y être pour quelque chose. Le résultat de toutes ces influences, c'est la suppression d'une grande partie des voies capillaires, qui prennent, comme on le sait, une si grande part au rétablissement de la circulation collatérale. On peut même dire, comme Broca, que ce sont les capillaires qui y prennent la plus grande part, au moins dès le début. Eh bien, le premier effet du traumatisme, c'est la suppression de cette circulation.

Voilà évidemment la différence qui sépare l'obstruction artérielle traumatique de la ligature; voilà bien les causes qui rendent la gangrène presque inévitable. Cependant il est certain que la circulation collatérale peut s'établir, et prévenir les accidents de mortification : c'est ce qui a eu lieu dans plusieurs de nos observations. Il n'est pas à dire non plus que tous les faits aient été diagnostiqués, et un grand nombre peut-être, parce qu'ils n'ont que peu ou point donné de signes, ont pu passer inaperçus. Néanmoins il reste bien établi que la gangrène est ici le cas le plus fréquent.

Quant à sa forme, il n'y a rien de bien déterminé, tantôt la gangrène est sèche, tantôt elle est humide, quelquefois enfin elle revêt rapidement les caractères de la gangrène septique : délire, état général grave, production de l'emphysème sous-cutané, etc. Ces variétés dépendent de beaucoup de circonstances : les artères peuvent bien être seules endommagées, mais souvent les veines principales des membres n'échappent pas complètement au choc. De plus, ces lésions diverses s'accompagnent habituellement d'attrition grave des parties molles et du squelette, cas dans lesquels il n'est pas rare de voir se développer la gangrène septique.

Quant à la rapidité avec laquelle la gangrène s'est montrée, il est également important d'en parler. Son apparition a toujours eu lieu entre quelques heures et quatre jours. Si nous établissions ici un parallèle entre l'obstruction par compression ou par déchirure des tuniques internes et l'obstruction par artérite, nous trouverions un fait important que l'on n'a pas signalé. La gangrène, qui reconnaît pour cause l'artérite aiguë traumatique, est plus lente à se produire ; dans un grand nombre d'observations anciennes que nous avons parcourues, et dans celles de Richet et de Broca que nous avons rapportées, la gangrène ne s'est montrée que vers le quinzième jour après l'accident. Ces dernières données d'ailleurs s'accordent parfaitement avec ce que l'on sait aujourd'hui de l'artérite.

DIAGNOSTIC.

Le diagnostic de l'obstruction artérielle sera le plus souvent facile à établir, après un examen attentif du malade. Mais cela ne suffira pas, il faudra encore se demander à quel mode d'obstruction l'on a affaire.

Les déplacements des fragments dans les fractures et dans les luxations sont seuls capables de causer une obstruction complète par compression. Le diagnostic en sera donc habituellement simple. Il sera pourtant souvent impossible de dire s'il n'y a pas eu déchirement ou pénétration dans l'artère de l'extrémité d'une esquille.

S'il n'y a ni fracture, ni luxation, ou du moins s'il n'y a plus de déplacements, on pourra penser à une déchirure complète d'une artère, ou à la déchirure des tuniques interne et moyenne, et, en dernier lieu, à l'artérite. La déchirure de toutes les tuniques de l'artère ne pourra pas être différenciée le plus souvent de la rupture des tuniques internes seulement ; du reste, ce diagnostic anatomique parfait ne nous permettrait pas d'être plus utile au blessé dans un cas que dans l'autre.

Quant à l'artérite, son apparition fort rare d'abord, n'est pas instantée, elle est lente et progressive, la suppression du pouls se fait lentement et par degré. Cette suppression du pouls est précédée pendant quelques jours de fièvre et de quelques signes locaux du côte du membre affecté. L'oblitération ne sera complète et ne se montrera, si elle doit apparaître, que vers le quinzième jour environ, tandis que tout est brusque et précipité dans l'oblitération par compression ou par déchirure de l'artère.

PRONOSTIC.

Une oblitération artérielle est toujours très-grave par elle-même, et plus encore dans les traumatismes, parce qu'alors les capillaires étant plus ou moins endommagés, la gangrène est plus à craindre.

Le pronostic est plus certainement fâcheux chez les athéromateux, chez les personnes cachectiques, chez celles qui ont de l'albumine dans leurs urines, et chez les femmes en couches, comme l'établit Simpson ; parce que dans tous ces cas le caillot a de la tendance à s'étendre et à diminuer ainsi les chances de voir s'établir la circulation collatérale.

Si l'on parvient à diagnostiquer une obstruction par compression, le pronostic serait plus favorable, puisque dans ces cas l'arrêt du pouls n'est point définitif le plus souvent ; le cas d'A. Cooper est pleinement rassurant.

Quant à ces obstructions transitoires, que l'on rencontre dans les coups de feu, elles n'ont pas encore reçu une explication. Si l'artère n'a pas été directement atteinte, il est probable que la circulation se rétablira au bout de quelques jours, comme Gosselin l'a noté, et comme nous l'avons vu sur le malade de M. Fochier.

TRAITEMENT.

L'intervention sera évidemment bien restreinte.

On réduira le plus tôt possible et avec ménagement toute espèce de déplacement qui comprimerait une artère. Puis il faudra s'attacher à prévenir par les moyens usuels le refroidissement d'un membre menacé de gangrène, tant que cette dernière ne sera pas un fait accompli.

Si l'on n'a point réussi, si malgré les soins du chirurgien, la gangrène arrive, à quelle règle faudra-t-il s'arrêter? On peut dire qu'il n'y en a pas. Quand les dégâts seront considérables, l'amputation devra souvent être pratiquée le plus tôt possible. L'ensemble des circonstances guidera le chirurgien bien mieux que des préceptes préconçus.

Mais quand l'attrition des parties molles et des os sera moins marquée, et que néanmoins la gangrène apparaîtra, s'il n'y a pas péril pour la vie du blessé, il sera préférable d'attendre, avant de se décider à l'amputation, car souvent la circulation collatérale s'établit partiellement, la gangrène se limite à l'extrémité du membre et conserve ce que le chirurgien eût certainement retranché tout d'abord. D'autres fois, la gangrène s'étend fort loin et dépasse les lésions premières ; cela se voit surtout quand il se développe de l'emphysème. Une amputation en pareille occurence serait inutile, et les lambeaux tomberaient rapidement sphacélés.

Pour beaucoup de raisons, il faut donc attendre que la gangrène soit limitée, après quoi, l'on sera en droit d'aider la nature à séparer le mort du vif. La mort, du reste, est très-fréquente.

Chez les femmes en couches, ce sera le plus habituellement une artérite oblitérante que l'on aura à combattre; que l'on intervienne activement ou que l'on abandonne la lésion à son cours naturel, la mort en sera habituellement la conséquence. L'expectation est aussi la règle de Simpson dans ces derniers cas.

CONCLUSIONS.

De tout ce qui précède, nous tirons les conclusions suivantes :

1° A la suite de traumatismes divers, les artères peuvent être oblitérées par compression, par artérite aiguë ou par déchirure des tuniques internes du vaisseau, la tunique celluleuse restant intacte ;

2° Sur un sujet athéromateux, une compression prolongée est susceptible de faire développer un caillot obturateur dans le calibre d'une artère *contuse*, et d'oblitérer définitivement sa lumière ;

3° L'artérite aiguë est rarement la cause de l'obstruction, mais quand les signes d'oblitération sont tardifs (après le dixième jour), c'est à elle que l'on peut imputer les accidents ;

4° La déchirure des tuniques internes des artères n'est pas rare ; elle est souvent le point de départ d'anévrysmes, d'autres fois elle oblitère rapidement le vaisseau, soit par recroquevillement, soit par la formation d'un caillot, et par les deux modes à la fois le plus habituellement ;

5° La formation du caillot n'est point fatalement arrêtée par la présence des collatérales ; il faut aujourd'hui admettre l'intervention de la contractilité artérielle et de l'état du sang (albuminurie);

6° La gangrène est la terminaison la plus fréquente de l'oblitération; cependant la circulation collatérale peut s'établir et prévenir la mortification.

www.ingramcontent.com/pod-product-compliance
Ingram Content Group UK Ltd.
Pitfield, Milton Keynes, MK11 3LW, UK
UKHW021641260726
13994UKWH00003B/1237